CONSIDÉRATIONS

SUR

L'EMPLOI DU FEU EN MÉDECINE

CONSIDÉRATIONS

SUR

L'EMPLOI DU FEU EN MÉDECINE;

SUIVIES

De l'exposé d'un moyen épispatique propre à suppléer la cautérisation, et à remplacer l'usage des cantharides, avec le Rapport de MM. PORTAL, PERCY et THÉNARD, Membres de l'Institut de France, à l'Académie royale des Sciences;

PAR LOUIS-FRANÇOIS GONDRET,

Docteur en Médecine de la Faculté de Paris, Médecin du troisième dispensaire de la Société philantropique, du Tribunal de première instance, et Membre du Cercle médical, ci-devant Académie de Médecine.

Seconde édition, corrigée et augmentée de plusieurs observations.

. . . . . . Si quid novisti rectius istis,
Candidus imperti; si non, his utere mecum.
HOR. Epist. VI.

PARIS,

Chez L'AUTEUR, rue Saint-Honoré, n°. 348.
J. J. BLAISE, Libraire de S. A. S. Madame la Duchesse d'ORLÉANS, Douairière, quai des Augustins, n°. 61, à la Bible d'Or.

1819.

INTRODUCTION.

La tête et les organes qu'elle renferme, sont exposés, comme les autres parties du corps, à diverses altérations et notamment aux congestions sanguines, aux fluxions, aux inflammations. Souvent la nature prépare elle-même la solution de ces maladies, et Hippocrate l'avait observé lorsqu'il a dit : κεφαλὴν πονέοντι, καὶ περιωδυνέοντι, πῦον, ἢ ὕδωρ, ἢ αἷμα ῥυὲν κατὰ τὰς ῥῖνας, ἢ κατα τὸ στόμα, ἢ κατὰ τὰ ὦτα, λύει τὸ νόσημα (1).

(1) Quand la tête est souffrante et irritée dans toutes ses parties, s'il survient un écoulement de pus, de sé-

Aphor. Souvent aussi la nature est contrariée dans ses efforts par les vices de l'organisation, les écarts du régime, les habitudes pernicieuses et les changemens brusques de l'atmosphère. Ces différentes causes entravent son action qui reste imparfaite, et quelquefois même est transformée en une perturbation complète.

A défaut de crises salutaires, il se manifeste des dépôts sanguins, purulens ou séreux, et d'autres maladies, telles que des fièvres d'un caractère ataxique, des apoplexies, des paralysies, etc.

Lorsqu'elles sont aiguës, ces affections cèdent assez ordinairement aux évacuans,

---

rosités ou de sang par les narines, la bouche ou les oreilles, la maladie est guérie.

aux épispastiques, aux antiphlogistiques. Sont-elles négligées ou mal traitées, la cause, en devenant plus intense, aggrave la lésion des organes, affaiblit ou exalte les fonctions, et le temps ajoute de plus en plus au désordre.

C'est dans ces circonstances que la médecine a de tout temps eu recours aux épispastiques les plus puissans, parmi lesquels le feu tient le premier rang. De toutes les applications du feu, celle qui se fait au sinciput est la plus efficace, puisqu'elle agit plus prochainement sur un organe dans la dépendance duquel se trouvent plus ou moins tous les autres. Mais les résultats fâcheux qu'avait eus cette opération, pratiquée, cependant, par deux hommes extrêmement distingués, l'avaient fait abandonner. Heureusement pour l'humanité, ce secours héroïque a de nos jours fixé l'attention d'un praticien français, dont la profonde érudition égale le zèle philantropique. Dans une discussion savamment raisonnée, M. le baron Percy démontra les vices du procédé employé par ses prédécesseurs, et après des expériences réitérées, il traça d'une main habile la route qui mène au succès.

Après cet illustre académicien, M. le docteur Valentin, de Nancy, ouvrit une nouvelle carrière en appliquant le remède avec une heureuse audace et dans les maladies aiguës les plus terribles, et dans celles qui, à raison de leur longue durée, sont appelées chroniques.

Dès mon entrée dans la carrière médicale, le premier de ces auteurs avait fixé mes idées théoriques et pratiques; les succès extraordinaires du second ne purent augmenter ma conviction, mais ils portèrent dans mon esprit plus de lumière et de confiance.

Depuis plusieurs années, une expérience journalière m'a fait apprécier de plus en plus l'efficacité de l'adustion, surtout dans le traitement des maladies du cerveau et de ses dépendances.

Dans le Mémoire que j'ai déjà publié sur le feu, j'ai confirmé les avantages de l'adustion, tels que les avaient prouvés et démontrés mes célèbres devanciers. Cependant je n'avais pu citer qu'un petit nombre de faits, heureux sans doute, mais incomplets sous plusieurs rapports;

je les reproduis dans cette seconde édition, en y ajoutant de nouveaux résultats, et d'autres observations qui sont de nouvelles preuves de l'innocuité constante du remède et de ses effets satisfaisans dans des maladies regardées comme incurables.

Fidèle par devoir à la vérité, je m'attache à l'exactitude, exposant, autant que mes moyens me le permettent, l'état réel de la maladie et les effets que le traitement a déterminés. Comme les maladies ne revêtent jamais des formes parfaitement semblables, de même aussi l'amélioration des organes et de leurs fonctions, présente des différences que l'on doit rapporter à l'état précédent. Ainsi je considère la guérison relativement à l'âge, à la constitution individuelle, à l'intensité, à l'ancienneté de la maladie, etc. En général elle est prompte dans l'enfance, où la vitalité plus active imprime aux fonctions plus d'énergie et de rapidité. Il faut s'armer de patience dans les maladies chroniques des autres âges. On connaît l'inégalité des constitutions, sous le rapport des formes et des forces. Quelle différence n'y a-t-il pas entre l'homme des champs ou de la montagne, et le citadin efféminé? Cette différence se remarque au moral comme au physique, lors même qu'une bonne éducation semble devoir établir une égalité de moyens.

Si l'on veut étudier l'origine de ces différences, on la trouvera dans les altérations de l'organisation. La fréquentation des villes et surtout de la société la plus civilisée, la dépravation des mœurs, l'exaltation des penchans naturels, produisent avec le temps, dans la structure des organes, des modifications qui, transmises aux descendans, perpétuent le germe de funestes maladies. C'est probablement à ces causes que doivent leur triste sort, les scrofuleux, les rachitiques, les maniaques, les mélancoliques, et tant d'autres êtres dégénérés, dont l'état physique est d'autant plus difficile à apprécier, qu'il s'éloigne davantage de celui de l'homme sain. Indépendamment de ces dégradations, que d'altérations ne se manifestent pas dans le cours de la vie, chez un homme que la nature avait enrichi de ses dons les plus précieux! Souvent dès l'enfance, un régime mal dirigé, des habitudes perverses portent des atteintes aux organes; à leurs fonctions, et les frappent d'une débilité qui décide pour la vie des facultés de l'individu. A peine entré dans l'adolescence, il se livre à des jouissances qui n'appartiennent qu'à l'âge mûr; il s'épuise, et le plus souvent encore il absorbe un germe qui va porter la destruction dans les parties les plus déliées du corps.

Tel est l'état affligeant d'une partie de l'espèce humaine. Inhabiles à l'exercice régulier des fonctions de la vie, ces hommes dégénérés ne jouissent pas même de la rectitude de leurs facultés morales : de là cette multiplicité toujours croissante de faux principes et d'opinions erronées que l'on remarque dans la société.

Quel sera le caractère de la guérison

dans les maladies de ces individus? Chaque affection accidentelle ne sera-t-elle pas compliquée, ou des virus au milieu desquels ils ont reçu la vie, ou de ceux dont ils ont souillé leur corps? Une triste expérience atteste que la médecine efface tout au plus les formes actuelles de ces altérations générales, et que si elle en suspend les ravages, elle n'a pas la faculté d'en détruire le principe. Toute maladie accidentelle ne pourra donc, dans l'hypothèse même de la guérison, laisser revenir les parties au type originel de la belle nature. Aussi un homme qui, avant de devenir aveugle, était doué d'organes imparfaits, tels que ses ancêtres les lui avaient transmis, s'il est assez heureux pour recouvrer la vue, n'en jouira-t-il pas au même degré que celui à qui la nature a donné ce sens dans sa perfection.

Il est inutile de citer d'autres maladies : c'est une vérité si évidente, que des exemples multipliés seraient superflus.

Ainsi le sens qu'on attache au mot guérison doit varier selon la constitution parfaite ou détériorée des différens individus.

Je présente ces considérations et ces faits aux amis de la science médicale : ils sentiront sans doute l'imperfection des résultats ; mais, placés comme moi au milieu des difficultés de tous les genres qui embarrassent la pratique, ils concevront combien d'obstacles j'ai dû surmonter ; ils apprécieront peut-être le zèle qui me fait associer mes faibles efforts aux travaux par lesquels, chaque jour, ils honorent la médecine, et la font triompher de maladies, qui jusqu'à présent lui avaient résisté.

INSTITUT DE FRANCE.

ACADÉMIE ROYALE DES SCIENCES.

PARIS, le 181

LE secrétaire perpétuel de l'Académie, certifie que ce qui suit est extrait du procès verbal de la séance du lundi 23 décembre 1817.

RAPPORT sur un Mémoire ayant pour titre : *Considérations sur l'emploi du feu en médecine.*

L'ACADÉMIE nous a chargés, MM. Portal, Thénard et moi, de lui faire un rapport sur le Mémoire lu à sa séance du 2 juin dernier, par M. Gondret, docteur en médecine de la faculté de Paris, et ayant pour titre : *Considérations sur l'emploi du feu en médecine*, etc.

Quand il s'agit d'examiner une question qui repose sur des faits, on ne doit pas s'en rapporter à ceux que l'auteur a avancés; il faut les vérifier par d'autres faits et ne prononcer qu'après avoir acquis une conviction qui ne se commande pas, et à l'égard de laquelle on ne risque jamais rien, en médecine surtout, de se montrer difficile.

Ce principe, si nous avions pu l'oublier, M. Gondret nous l'eût rappelé, quoiqu'il dût retarder de plusieurs mois le compte que nous avions à rendre de son travail. Il a été le premier à provoquer de notre part des expériences rigoureuses, certain que le résultat en serait conforme à ceux dont il a fait la base de son Mémoire.

Cet écrit présente deux objets : le premier est la défense et la propagation de l'adustion en général, et de celle du sommet de la tête en particulier; le second est la proposition d'un topique propre à opérer, ou plutôt à imiter tous les effets et les degrés de la cautérisation, depuis la rubéfaction jusqu'à la brûlure réelle.

M. Gondret a dit, en faveur de l'application du feu, comme moyen curatif, ce qu'on ne saurait trop répéter, et ce qu'on a si souvent répété, sans avoir pu encore rendre usuel ce remède vraiment héroïque. Il lui a été redevable des succès les plus inespérés, et chaque jour il en obtient qu'il eût vainement attendus de l'emploi des moyens ordinaires. Un de nous, mettant de côté sa propension personnelle pour cette médecine efficace, et jusqu'au souvenir de l'ouvrage qu'il a publié sur cette matière, a assisté, armé du doute et presque de l'incrédulité, aux opérations de ce médecin aussi éclairé que courageux; et il a vu, et il a été forcé de voir, qu'en effet c'était le feu et rien que le feu qui avait détruit ou dissipé, en très-grande partie, ces gouttes sereines, cette épilepsie avec idiotisme, et ces diverses affections chroniques et rebelles, qui, combattues avec énergie par notre jeune praticien, ont enfin cédé à la puissance de son art.

Votre Commissaire, bien sûr, malgré la terreur de Pouteau, malgré la proscription de de Haën, malgré les préventions et les plaintes de la plupart des médecins de notre temps, que l'ustion métallique du sommet de la tête, telle qu'il l'a recommandée et enseignée, était exempte de danger, a voulu en ajouter de nouvelles preuves à celles qu'il avait déjà puisées dans sa propre pratique, et M. Gondret ne l'en a pas laissé manquer. Il l'a vu en cinq occasions majeures, où les médecins, lassés de la pertinacité de la maladie, s'étaient pour toujours éloignés des malades, appliquer au haut de la tête de ceux-ci le cautère sincipital chauffé jusqu'au blanc, brûler du même coup les tégumens et une lame de l'os, et obtenir, soit par l'impression locale du feu, soit par les irradiations ignées qui se font sentir jusque dans les régions et sur les organes éloignés, les changemens les plus étonnans et les plus salutaires. Mais il faut connaître, comme M. Gondret, et l'instrument et la manière d'en faire usage. Avec les cautères ordinaires on manque le but, et le moxa, trop lent dans son action, transmet quelquefois au cerveau un excès de chaleur dont il peut être gravement offensé. Ceux qui ont voulu cautériser les os du crâne préalablement mis à nu par l'incision, ont presque tous eu à se repentir de n'avoir pas suivi les règles tracées dans la pyrotechnie chirurgicale. C'est d'après la lecture attentive de ce livre, tout imparfait qu'il est, que MM. Valentin et Gondret ont su à quoi s'en tenir sur les malheurs imputés à l'usage du feu qui en était innocent, par certains médecins dont l'ignorance et la maladresse avaient fait tout le mal.

Voilà quel est le premier objet de la dissertation de M. Gondret, et dans cette moitié de son travail, s'il n'a pas, comme il en convient lui-même, le mérite de l'invention, il a celui d'avoir usé sagement, heureusement et hardiment, d'une ressource encore réputée extrême, périlleuse, et peu digne de confiance, quoique nulle autre, dans l'art de guérir, ne compte en sa faveur un aussi grand nombre de cures prodigieuses et bien avérées.

Dans la partie que nous allons examiner, M. Gondret a quelques droits de propriété qu'on ne peut méconnaître. Séduit par les bienfaits de la cautérisation, et en même temps trop instruit et trop réservé pour prodiguer celle qu'on nomme actuelle, qui n'est guère plus du goût des malades que de celui de la généralité des médecins, et dont il savait d'ailleurs qu'on n'est pas toujours maître de régler et mesurer l'intensité, il s'est occupé de la recherche d'un médicament, qui pût, sans un appareil effrayant, sans aucun risque et sans presque de douleurs, imiter, autant que possible, l'action graduée et successive du calorique, plus ou moins développé sur une partie vivante. Ce médicament devait être d'abord irritant, puis rubéfiant, ensuite vésicant, et enfin escarotique, selon la durée de son séjour dans la partie et d'après les indications qu'on aurait à remplir.

Cette quadruple faculté s'est rencontrée dans un topique simple, facile à préparer et à manier, et déjà partiellement connu et usité, mais pour un usage différent. C'est une pommade composée de six gros de graisse de mouton et de deux gros d'huile d'amandes douces, qui liquéfiées à une température basse sont ensuite mêlées avec une once d'ammoniaque. On fait fondre le suif et l'huile au bain marie, dans un flacon à large ouverture, sans le chauffer beaucoup, et on verse peu à peu l'ammoniaque en agitant chaque fois le vase, jusqu'à parfait refroidissement. Il résulte de cette préparation une espèce de savon très-blanc, d'une bonne consistance, et s'étendant avec facilité. M. Gondret remplace quelquefois la graisse de mouton avec du beurre de cacao, et emploie six gros de celui-ci et quatre gros d'huile pour une once de l'autre.

Veut-on échauffer la peau, y produire de l'excitation, afin de rétablir la perspiration, de résoudre quelque engorgement sous-cutané, ou dans toute autre vue? on fait passagèrement de légères frictions avec cette pommade, qui, souvent, outre l'action qu'elle exerce sur la peau, va de proche en proche réveiller des viscères engourdis et ranimer la vie dans des glandes qui semblaient n'y plus participer.

Se propose-t-on de produire une rubéfaction à l'instar de celle des synapismes, et des épispastiques adoucis, pour ébranler une douleur fixe, coërcer un exanthème fugitif, faire cesser un désordre nerveux? on applique en lieu opportun, pendant six ou huit minutes, de cette pommade étendue sur un linge, d'une ou deux lignes d'épaisseur.

A-t-on besoin pour un motif quelconque de l'effet vésicatoire? il suffit de laisser en place le topique un quart d'heure et au plus une demi-heure, et alors le médecin, avant de sortir de chez le malade, peut voir le résultat du remède qu'il a fait appliquer en y entrant; avantage que l'eau ou l'huile bouillante pourrait lui procurer encore plus vite, nous dira-t-on, mais trop brusquement, trop douloureusement et trop irrégulièrement pour qu'on leur doive la préférence.

Enfin, faut-il sans effaroucher la timidité des malades, ni froisser l'opinion des médecins anti-cautérisateurs, imiter l'action cautérisante du feu qui, dans un si grand nombre de névralgies, est le remède par excellence? on y réussira en prolongeant un peu plus l'application, et on verra quelle escarre elle est en état de produire.

Ces divers effets sont constans et bien constatés, et leur réalité montre combien un moyen si simple doit être utile dans l'exercice de l'art de guérir.

Il importe de faire observer que l'absorption n'est d'aucun danger dans l'usage de ce médicament externe, tandis que, dans celui des vésicatoires, elle est quelquefois si orageuse à raison des cantharides qui entrent presque toujours dans leur composition, et qui portant leur action tantôt sur l'appareil urinaire, tantôt sur d'autres organes également irritables, déjà enflammés, causent les accidens les plus formidables, et même la mort.

Quelle différence d'ailleurs entre la promptitude de l'effet de la pommade ammoniacale, et la lenteur de celui des vésicatoires ordinaires! Souvent, comme dans l'invasion du croup, dans une attaque d'apoplexie, au début d'une péritonite, etc.; il y va de la vie du malade que le vésicatoire opère presque aussitôt qu'il est prescrit et appliqué; et quel est celui qui, en quinze minutes, aura fait tout ce qu'on attendait de lui, comme en est capable la pommade? Le liniment volatil de nos pharmacopées, et, à plus forte raison, celui de Pringle qui y avait doublé la dose de l'ammoniaque, approche un peu de la pommade de M. Gondret. Cependant on ne peut lui comparer ni l'un ni l'autre pour la sûreté et l'étendue de l'action.

Le baume opodeldoch, tel qu'on le prépare en Allemagne, en approche davantage et pour la causticité, et pour la propriété vésicante. Mais il est liquide; on y fait entrer beaucoup d'ammoniaque tiré du muriate d'ammoniaque moyennant le sous-carbonate de potasse; et, en le distillant avec l'alcool le plus pur, on en fait ce que les étrangers appellent liqueur vineuse d'ammoniaque. Le phosphore extemporanément délayé ou dissous dans un corps gras, pourrait aussi entrer en parallèle. Mais à quoi bon ces comparaisons? qu'importe encore que la pommade dont il s'agit, soit ou ne soit pas un savon ammoniacal, si elle est douée de qualités que personne n'ait encore fait connaître, et qu'elle procure à la médecine un moyen de guérir de plus, et aux malades, un secours aussi prompt qu'efficace?

Vos commissaires estiment que M. le docteur Gondret dont ils se plaisent à louer le désintéressement, la modestie et la loyauté, a bien mérité de sa profession, de l'humanité et de l'Académie, en communiquant ses utiles et judicieuses réflexions sur l'emploi du feu en médecine, et en appelant l'attention des gens de l'art sur un agent curatif qui, sans leur manquer précisément, ne leur était ni assez connu, ni assez familier, et dont ils pourront, comme lui, retirer chaque jour de très-grands avantages.

Signé, PORTAL, THÉNARD,
PERCY, *Rapporteur*.

L'Académie approuve le rapport et en adopte les conclusions.

Certifié conforme à l'original,

Le secrétaire perpétuel, conseiller d'Etat, chevalier de l'ordre royal de la Légion d'honneur.

G. CUVIER.

CONSIDÉRATIONS

SUR

L'EMPLOI DU FEU EN MÉDECINE.

Dès mon début dans la pratique médicale, frappé de la résistance qu'opposent aux ressources de la thérapeutique la plupart des maladies chroniques, je résolus de multiplier mes efforts pour trouver le moyen de guérir ou au moins d'affaiblir des maux qui désolent une grande partie de la société. Je ne tardai pas à reconnaître que cet objet de mes réflexions avait constamment occupé l'esprit des anciens, et qu'ils nous avaient légué un remède qu'ils employaient avec confiance et succès contre un grand nombre de maladies.

C'est dans Hippocrate, dans cet oracle vénérable de la médecine antique, que se trouve déposé ce puissant remède. Les maladies que les médicamens ne guérissent pas, le fer les guérit; celles que le fer ne guérit pas, le feu les guérit, et celles que le feu ne guérit pas, il faut les regarder comme incurables (1). Cet axiome, comme la plupart de ceux que nous a transmis ce grand homme, me parut être le résultat de l'expérience de tous les siècles qui l'avaient précédé. Je crus dès lors, qu'appuyé sur cette imposante autorité, je pourrais attaquer désormais les nombreuses maladies devant lesquelles, jusque-là, j'étais resté dans cette expectation si pénible pour le médecin. Me livrant à de nouvelles recherches, j'éprouvai une véritable jouissance, lorsque je reconnus que tous les grands médecins qui séparent la 80e olympiade de notre siècle, avaient adopté cette pratique avec succès, et que dans les annales de ma patrie, figurent plusieurs hommes célèbres par leurs connaissances, et dont le témoignage favorable à ce remède est d'un grand poids pour nous.

C'est à un de nos compatriotes que nous sommes redevables du meilleur ouvrage sur l'emploi du feu, non-seulement en chirurgie,

---

(1) Ὁκόσα φάρμακα οὐκ ἰῆται, σίδηρος ἰῆται, ὅσα σίδηρος οὐκ ἰῆται, πῦρ ἰῆται, ὅσα δὲ πῦρ οὐκ ἰῆται, ταῦτα χρὴ νομίζειν ἀνίατα.

ainsi que l'indiquait le programme du prix proposé, mais encore en médecine.

L'auteur fut couronné par l'académie de chirurgie de Paris, et il n'a cessé, depuis qu'il obtint ce juste hommage, de justifier par les plus rares talens, les hautes espérances qu'il donnait alors. Qu'il ne dédaigne pas ces faibles éloges, ils sont dictés par la reconnaissance des services que m'a rendus son traité sur la pyrotechnie chirurgicale.

Heureux de connaître un remède qui semblait me promettre de grands avantages, de la théorie je passai à la pratique. Je sentis bientôt ici que le conseil était plus facile à apprécier qu'à suivre; mais fort de mes autorités, je ne me décourageai point; je multipliai même mes épreuves; enfin toutes les observations que je recueillis, vinrent s'accorder complétement avec celles de mes auteurs, et je vis des maladies terribles se dissiper ou s'arrêter devant l'ennemi que je leur opposais. J'eus la consolation de voir des phthisies céder à l'action plus ou moins souvent répétée de la cautérisation, et à force de tentatives, soit heureuses, soit infructueuses, je parvins à me convaincre qu'il est une époque, dans cette affection, où le feu doit en triompher. Je dirigeai ensuite ce moyen contre des maladies non moins communes que cruelles, la paralysie, l'apoplexie, l'épilepsie cérébrale, le rachitis, les boutons cancéreux, la goutte, les névralgies, etc.; bientôt j'affrontai avec la même arme les engorgemens viscéraux dont l'existence trouble les fonctions d'une manière si remarquable. Dans ces divers cas, de semblables succès me prouvèrent tous, à des degrés différens, l'efficacité du traitement, même dans les circonstances où l'on avait beaucoup trop tardé à y recourir. Je regarde le feu comme le tonique par excellence : on peut en quelque sorte le considérer comme le régulateur du principe vital. En effet, quelle autre idée peut-on se former d'un remède qui rétablit à la fois les facultés physiques et morales? J'en ai une preuve bien remarquable entre autres, dans une jeune épileptique. A seize ans et demi, elle était atteinte depuis son enfance de fréquens accès d'épilepsie cérébrale. Voici quel était son état, au moral; sorte d'idiotisme; au physique, locomotion incertaine, chancelante, circulation embarrassée, leucorrhée depuis neuf à dix ans, dysménorrhée. Tous ces phénomènes dépendaient d'une seule cause, puisqu'un seul remède, le feu, les fit tous disparaître. De ce fait, et de beaucoup d'autres analogues, on peut tirer cette conclusion, que la nature rattache de nombreux effets à une cause unique, et que l'art peut en l'imitant, et par l'emploi du feu, devenir en quelque sorte l'émule de la nature. Qu'on me permette d'insister sur cette remarque, afin de combattre l'opinion de plusieurs médecins très-distingués, qui ne considèrent la cautérisation que comme un moyen propre à établir un cautère, dans la vue de donner écoulement à une matière morbifique, comme s'il était borné à cette seule faculté. Je reconnais bien les avantages des caustiques; mais quelle différence dans les résultats ! Le feu est doué d'une action tonique dont les caustiques sont plus ou moins dépourvus. Il est facile de s'en convaincre en comparant les exutoires formés par les caustiques à ceux que le feu provoque.

Enfin, après quatorze années d'une pratique soutenue, je suis arrivé à cette conclusion, qu'il est très-peu de maladies chroniques réputées incurables, qui, sous l'action raisonnée et combinée du feu, ne soient susceptibles d'une grande diminution dans leur intensité, ou d'une guérison plus ou moins permanente. Je suis persuadé, en un mot, que si tous les médecins étaient pénétrés de cette idée, ils reproduiraient les prodiges de la médecine grecque, dans les affections de long cours.

J'ai déjà rédigé un grand nombre d'observations sur cet objet; mais je me borne à consigner ici quelques faits à l'appui de la première partie de ce Mémoire. Les autres, et ceux que je recueillerai avec le temps, seront la base d'un plus grand travail dont je m'occupe depuis long-temps, et qui, si je suis assez heureux pour le présenter d'une manière digne d'un si important sujet, pourra entourer la doctrine pyrotechnique d'un faisceau de preuves évidentes et incontestables.

PREMIÈRE OBSERVATION.

Mlle ***, âgée de seize ans, d'une constitution robuste et née de parens sains, présentait tous les signes du tempérament sanguin.

Dès l'âge de trois ans elle ressentit des mouvemens convulsifs dans les muscles du cou, avec perte de connaissance pendant une seconde ou deux.

A douze ans, se trouvant à l'église, d'un

temps très-chaud, elle s'évanouit, eut des mouvemens convulsifs et se mordit la langue : cet accident dura une demi-heure et fut suivi d'une sorte d'imbécillité. Depuis ce moment les attaques d'épilepsie se renouvelèrent quinze à vingt fois par mois ; bientôt l'intelligence s'affaiblit au point que Mlle *** était incapable, dans ses momens lucides, de suppléer sa mère dans les fonctions du ménage et dans son commerce. En novembre 1815 la malade me présenta l'état suivant : embonpoint marqué, les formes du corps sont très-prononcées, le tissu de la peau est blanc et extrêmement ferme, les cheveux blonds, le visage coloré d'un rouge vif tirant sur le violet ; les traits sont réguliers et expriment une nuance d'idiotisme. La respiration paraît naturelle ; le pouls est fort, plein et embarrassé.

La malade est sujette à des fleurs blanches fort abondantes depuis douze ans.

La locomotion est souvent gênée, lente, la démarche chancelante.

Les règles, arrivées à douze ans et demi, sont caractérisées par l'évacuation d'une très-petite quantité d'un sang noir, et ne durent qu'un ou deux jours.

L'appareil digestif est intègre et n'offre rien de remarquable.

On a combattu cette maladie, à différentes reprises, par des saignées, même copieuses, par les anti-spasmodiques, mais toujours sans le moindre succès; depuis long-temps on ne faisait plus aucun remède.

Tout contribuait à me démontrer que cette espèce d'épilepsie avait son siége dans le cerveau; elle ne paraissait aucunement liée à un état particulier des fonctions de la respiration, de la circulation, de la digestion, ni de l'appareil utérin.

Après avoir de nouveau tenté l'emploi des saignées, des anti-spasmodiques et de quelques dérivatifs, et reconnu l'insuffisance de ces moyens, je pensai qu'il ne restait de ressource que dans la cautérisation sincipitale dont M. le baron Percy a si bien démontré le véritable procédé.

J'en fis la proposition aux parens et à la jeune fille, leur assurant que je fondais de grandes espérances sur cette opération moins cruelle en réalité qu'en apparence, mais que le pis aller était d'acquérir la conviction que la maladie était incurable.

La position critique de la malade et l'inquiétude de ses parens étaient telles que l'on ne tarda pas à accepter le moyen que je proposais.

Le 27 mars 1816 je pratiquai la cautérisation sincipitale avec l'aide de M. le docteur Fournier. La malade la supporta sans se plaindre.

La santé fut parfaite jusqu'au 18e jour (16 avril 1816), qui fut marqué par un accès d'épilepsie peu intense et d'une courte durée.

Le 8 mai, exfoliation d'une lame osseuse de l'épaisseur d'un tiers de ligne.

Le 9 mai, me trouvant de trimestre aux consultations de l'Académie de médecine à l'Oratoire, j'engageai les parens à présenter leur fille à la séance qui était présidée par M. le docteur Bouvier, et à laquelle se trouvaient MM. les docteurs Chrétien Lalanne, Delondre, Lafisse le fils, et moi. Je fis l'histoire de la maladie, je comparai l'état actuel avec celui qui avait précédé la cautérisation, et il fut décidé, à l'unanimité, que cette opération serait faite une seconde fois.

Le 10 mai 1816, cautérisation pratiquée au-dessus de la bosse occipitale en présence de monsieur le docteur Chrétien Lalanne.

9 juillet 1816, léger accès d'épilepsie, point de morsure de la langue.

6 octobre 1816. Léger accès d'épilepsie.

Du 27 mars jusqu'à ce jour, il n'y a eu que trois accès d'épilepsie d'une très-courte durée; la maladie abandonnée à elle même en eût produit plus de cent; l'amendement était donc remarquable sous ce rapport; il n'était pas moins important sous tous les autres. L'idiotisme s'était dissipé graduellement; le teint, habituellement trop haut en couleur, était devenu blanc et rose; la physionomie avait pris de l'expression. La santé de la malade offrait un changement plus marqué encore : le pouls était devenu souple et conservait de la force sans dureté, ni plénitude. Les fleurs blanches avaient disparu complétement depuis la première cautérisation, et les règles prolongèrent leur cours pendant quatre ou cinq jours au lieu de deux.

La locomotion, engourdie depuis plus de quatre ans, s'était ranimée jusqu'à la vivacité.

Les choses en étaient à ce point lorsque les parens me firent part de leur désir de marier leur fille. Je me serais, je crois, vainement opposé à ce mariage, qui me semblait prématuré, mais peut-être j'y consentis trop facilement dans le premier moment. La jeune fille, que cette idée avait charmée, me pressait de la cautériser aussi souvent que je le jugerais à propos, pour assurer sa guérison. Je proposai d'ajourner le mariage à un an; mais on pressa les choses : malheureusement on établit trop tôt des rapports de société avec le prétendu. Je ne tardai pas à reconnaître que mes soins étaient devenus inutiles parce qu'on ne voulait plus continuer le traitement qui seul me paraissait devoir amener une guérison complète. On me proposa de supprimer le cautère occipital.

Cependant le mariage se consomma à la fin d'octobre 1816, sept mois après la première cautérisation.

Je ne doute pas que je n'eusse obtenu une guérison parfaite si j'eusse été à même de continuer le traitement; mais des motifs fondés sur de faux raisonnemens me mirent dans la nécessité de suspendre mes visites.

Au reste les avantages qu'a retirés Mlle *** de ce traitement sont très-grands, si l'on compare sa position actuelle à son état antérieur.

Les accès d'épilepsie sont rares. L'intelligence est assez développée pour lui permettre d'être à la tête de son ménage et de son commerce.

Au bout d'un an de mariage Mlle *** est devenue mère d'un enfant bien portant.

DEUXIÈME OBSERVATION.

M***, âgé de trente-deux ans, d'une taille svelte, d'un tempérament sanguin, doué d'une imagination ardente, livré à de grandes fatigues de corps et d'esprit, et à un régime essentiellement tonique, éprouva, il y a cinq ans, une péricardite qui mit ses jours dans le plus grand danger, et de laquelle je le guéris par l'emploi de saignées réitérées et d'un régime extrêmement sévère.

Constamment soumis, depuis lors, aux moyens hygiéniques, propres à éloigner le retour de cette maladie, il jouissait d'une santé parfaite, lorsqu'elle fut troublée, en 1815, par l'impression que firent sur son esprit des événemens politiques, et par des inquiétudes sur sa fortune. L'imagination s'exalta au point que M*** perdit le sommeil et l'appétit. Cet etat se compliquait d'une idée dont le malade ne pouvait se débarrasser ; il se croyait fou ou se persuadait qu'il allait le devenir.

Quelques anti-spasmodiques, des délayans, deux saignées et des minoratifs ayant été administrés, le malade fut soulagé, se crut guéri, et retourna à ses occupations ordinaires. Cependant il s'était à peine écoulé un mois et demi que M*** revint à ses idées sur la folie : il ne lui était pas possible de les chasser.

Reconnaissant l'intégrité habituelle des appareils de la respiration, de la circulation et de la digestion d'une part, et, réfléchissant, d'un autre côté, sur la nature du tempérament du malade, sur la vivacité de son imagination, sur sa grande susceptibilité nerveuse et sur les causes morales qui l'affectaient, je rapportai sa maladie à une altération commençante du cerveau. De quelle partie de l'appareil encéphalique dépendait cette lésion? On regarderait, je pense, comme téméraire que j'eusse décidé cette question. Quelques données pouvaient me faire présumer que les vaisseaux sanguins ou le sang étaient spécialement affectés; mais cette opinion n'étant pas fondée sur des preuves suffisantes, je la rejetai et me bornai à considérer d'une manière générale l'état morbifique du cerveau.

Je me déterminai, en juillet 1817, à traiter la maladie par une action locale, et j'appliquai le moxa au sinciput. Je recommandai au malade de faire suppurer la plaie pendant trois mois, et l'assurai qu'il serait bientôt guéri. M*** commença à éprouver du mieux au bout de quelques jours, et en moins d'un mois il devint maître de ses idées.

1819. M*** continue à jouir d'une parfaite santé.

TROISIÈME OBSERVATION.

Madame Gauthereau, âgée de soixante-dix ans, d'une constitution forte, d'un tempérament lymphatico-sanguin, éprouva, en 1815, une attaque d'apoplexie à la suite de laquelle elle demeura hémiplégique. Peu à peu sa santé s'altéra, les facultés intellectuelles s'affaiblirent au point qu'elle ne reconnaissait que faiblement son mari et ses enfans. La locomotion s'anéantit; il fallait la faire manger. Cet état était compliqué d'une incontinence parfaite des urines, et des déjections alvines, et malgré tous les soins qui lui étaient prodigués, elle étoit perpétuellement dans une atmosphère de miasmes.

Il n'y avait point de fièvre, et la respiration ne paraissait pas sensiblement altérée.

Je fis premièrement établir des vésications sur la colonne vertébrale, et sur la région du sacrum, à l'aide de la pommade ammoniacale; ce moyen resserra un peu le ventre et la vessie; mais ne parut pas promettre d'autres résultats. Je ne vis plus de ressource que dans la cautérisation sincipitale, et je pratiquai cette opération avec l'aide de M. Goyon, chirurgien de la malade, en novembre 1816. Madame Gauthereau sentit fort peu la douleur du feu. (Elle n'en conserve aucun souvenir.)

Dès le lendemain, les sens et les facultés intellectuelles avaient acquis un peu de lucidité. Je fis entretenir la plaie avec soin, et au bout de deux mois environ, la malade se trouva en bonne santé, à l'hémiplégie près. A présent elle marche dans son appartement, fait quelquefois de l'exercice en plein air, et conduit son ménage.

1819. La malade continue à jouir d'une bonne santé.

QUATRIÈME OBSERVATION.

M***, âgé de quarante-deux ans, d'une constitution robuste, d'un tempérament bilieux, passa, il y a trente ans, à Saint-Domingue, avec un emploi dans l'administration civile. Les désastres de cette colonie changèrent bientôt sa position : obligé de faire la guerre contre les nègres, il tomba en leur pouvoir et fut exposé à toutes les privations et à des dangers de toute espèce. Il échappa comme par miracle au sort le plus funeste, et se réfugia aux Etats-Unis, où il est employé depuis long-temps dans la diplomatie.

Constamment occupé des fonctions de sa place, et s'étant particulièrement livré au travail du cabinet, M*** avait les yeux malades depuis plusieurs années : si alors il eût soigné sa santé, nul doute qu'il ne se fût préservé du malheur qu'il éprouve aujourd'hui. L'œil gauche fut atteint le premier, 1°. d'inflammation ; 2°. de goutte sereine ; 3°. de cataracte ; la vision est perdue de ce côté depuis deux ans.

L'œil droit continua ses fonctions, mais il s'affecta bientôt de goutte sereine, la vision s'affaiblit graduellement et se perdit.

Etat du malade au moment où il se présenta chez moi, dans les premiers jours d'octobre 1817, avec une lettre de mon ami, M. le docteur Lefort, premier médecin du roi à la Martinique. L'œil droit paraissait sain extérieurement, la pupille avait fort peu de mouvement, le malade apercevait encore sa main lorsqu'il la plaçait près de l'angle externe de l'œil, mais ne distinguait aucun autre objet.

Cécité complète de l'œil gauche depuis deux ans; la conjonctive est très-injectée, la cornée trouble, le crystallin d'un blanc très-opaque, nulle apparence de mouvemens dans l'iris.

La cautérisation sincipitale fut pratiquée le 22 octobre 1817, avec l'aide de M. le docteur Newbourg, mon ami.

Je fis entretenir l'ulcère indéfiniment, et je soutins l'action de ce remède par quelques saignées locales, comme celles de l'artère temporale et des scarifications au cou. J'eus également soin de tenir le ventre libre. Par ces divers moyens, le malade acquit plus de légèreté, perdit l'habitude de se livrer au sommeil dès qu'il était tranquille, et il recouvra une santé parfaite. Alors il y eut chez le malade une réunion composée de MM. le docteur Bouvier, médecin distingué de Paris; de M. le docteur Lefort, récemment arrivé des Etats-Unis; de M. Dumaine, ancien ordonnateur de Saint-Domingue, ami de M. ***, et qui a toujours cultivé la médecine par goût. Ce dernier, que je n'avais pas l'honneur de connaître, avait beaucoup pressé M*** de suivre mes conseils, ayant pris dans les anciens une haute opinion des effets de l'adustion. Il n'avait pas cessé de le visiter, et il avait remarqué avec intérêt les changemens qui s'opéraient dans les yeux de son ami. Voici l'état des choses tel qu'il a été constaté le 29 novembre.

Œil droit. La pupille, dont les mouvemens étaient très-lents, se resserre et se dilate davantage; on croit apercevoir dans le cristallin, vers le grand angle de l'œil, un petit point blanc; on soupçonne l'existence d'une cataracte. (29 novembre 1817.)

La vision n'est plus bornée à la sensation d'un corps placé latéralement et en dehors de l'œil; à trois pieds et plus de distance, et en droite ligne, le malade distingue les barreaux des vitres, il les indique d'avance et va ensuite les toucher. Il aperçoit également une serrure et désigne ses angles.

Quant à l'œil gauche la conjonctive présente des vaisseaux injectés d'un sang vermeil qui traversent l'œil dans son plus grand diamètre. La cornée, auparavant d'un blanc opaque, est parfaitement nette, sauf une demi-ligne de sa circonférence, qui présente encore une couleur blanche. Le cristallin a perdu beaucoup de son opacité, le blanc mat qu'il offrait s'est changé en un gris bleu, qui paraît plus clair sur le plan antérieur. J'ai remarqué à ce sujet (et M. Dumaine ainsi que la domestique du malade ont confirmé mes assertions), que depuis une quinzaine de jours l'aspect du cristallin changeait incessamment : il a été d'abord sillonné par une ligne noire extrêmement fine ; cette ligne s'est élargie le lendemain ; le surlendemain elle a paru traversée de haut en bas par d'autres lignes ; insensiblement ces lignes noires se sont effacées et nous ont laissé apercevoir une couche plus profonde d'une nuance non plus blanche, mais légèrement bleuâtre. Aujourd'hui, 4 décembre, cette nuance bleuâtre ne paraît plus homogène, elle présente des flocons bleuâtres, qui semblent diminuer l'opacité de la lentille.

Tel est l'état actuel des yeux de M. *** Le temps seul pourra justifier nos espérances. Cependant quelque faibles que soient, et pour l'art, et pour le malade surtout, les résultats obtenus jusqu'à ce jour, il est permis de conjecturer, qu'appliqué dès l'origine du mal, ce remède en eût eu de plus marquans.

Il ne s'est pas fait de changemens plus avantageux dans l'état des yeux. Le malade ne voit que le jour.

CINQUIÈME OBSERVATION.

Mme Daridan, âgée de quarante-trois ans, d'un tempérament bilioso-nerveux, perdit son mari, il y a dix-huit ans, par un accident inopiné; cet événement lui fut d'autant plus sensible, qu'il régnait entre elle et son mari, la plus parfaite harmonie. Elle nourrissait alors une petite fille, âgée de dix à onze mois. Aussitôt elle perdit son lait, et sa santé éprouva, dès ce moment, des altérations dont les progrès ont toujours été croissans. Voici l'état où nous l'avons trouvée dans les premiers jours d'octobre 1817. Locomotion tellement pénible, que la malade ne sort presque jamais de sa chambre; elle reste au lit dix-huit et vingt heures sur vingt-quatre. Douleurs habituelles dans les reins, les hypochondres et l'hypogastre. Constipation opiniâtre accompagnée d'une incontinence d'urine constante. L'estomac fait bien ses fonctions.

Suppression des règles, depuis quatorze ans.

Surdité complète du côté droit.

Audition très-obtuse de l'oreille gauche.

Abolition complète de la vision, depuis plusieurs années; nuls mouvemens dans l'iris, les yeux grands, proéminens, l'œil gauche affecté de strabisme.

La circulation et la respiration n'offrent rien de remarquable.

La peau est terne, inanimée et assez jaune, sans présenter aucune nuance d'ictère.

Les parens et plusieurs amis de la malade m'ont assuré que ses traits étaient devenus méconnaissables et que toutes leurs dimensions s'étaient agrandies. L'angle facial est très-aigu; les deux branches de la mâchoire sont fort alongées; la bouche grande, les dents écartées et assez usées. Le corps paraît fourni d'une graisse assez abondante, sans obésité.

Tel était l'état de Mme Daridan, lorsque je la visitai sur la prière de M. Lettu, son allié et mon ami.

Je n'eus qu'une idée sur cette malade; je rapportai toutes les lésions à un affaiblissement principe vital, et d'après l'expérience que j'avais sur la cautérisation sincipitale, je proposai l'emploi de ce moyen, me réservant d'aider son action par des épispastiques variés et par des dérivatifs dirigés sur le canal intestinal. Après avoir obtenu le consentement de la malade, je la cautérisai avec l'aide du Dr Newbourg.

18 octobre 1817. L'épaisseur et la laxité des parties molles du crâne étaient telles, que l'opération dura dix-huit ou vingt secondes, c'est-à-dire le double du temps qu'elle exigeait ordinairement.

Aussitôt après l'action du cautère, la malade éprouva de vives douleurs dans les yeux. M. Newbourg et moi nous n'aperçûmes aucun mouvement dans l'iris.

19 octobre. La malade voit le jour pour la première fois depuis deux ans. Je remarque un peu de mouvement dans l'iris de l'œil droit; l'œil gauche est toujours affecté de strabisme et n'offre aucune sensibilité dans l'iris.

23 octobre, 6me jour de l'opération. Application d'une légère couche de la pommade ammoniacale sur la narine gauche, vésication au bout de cinq minutes.

Le 24 septembre. L'œil gauche n'est plus affecté de strabisme ; on aperçoit un léger mouvement dans l'iris ; mais le resserrement est moins marqué que du côté droit.

Des vomitifs, des purgatifs, des lavemens et des demi-bains sont administrés toutes les semaines ; ils sont suivis d'une amélioration dans l'état du ventre ; la constipation diminue, l'incontinence d'urine est suspendue pendant plusieurs jours et ne reparaît que rarement. Le liniment volatil a également été appliqué sur les côtés de la face, sur la région du sacrum et sur l'hypogastre. Les facultés locomotrices se raniment ; la malade sort tous les jours par mon ordre et elle reconnaît l'état satisfaisant de sa santé.

L'ulcère sincipital est entretenu par des pansemens faits régulièrement, matin et soir, avec un cinquième de pommade ammoniacale et quatre cinquièmes d'onguent stirax ou de beurre.

Décembre 1817. Depuis quelques jours, Mme Daridan aperçoit la lumière d'une lampe. Elle ne distingue pas encore les objets ; ses yeux acquièrent graduellement plus de sensibilité.

Le sens de l'ouie s'est un peu amélioré ; il s'est réveillé, quoique faiblement, du côté droit.

Je me propose de continuer le même traitement jusqu'à ce que le temps et les résultats m'aient indiqué où il faut m'arrêter, dans l'intérêt de la malade.

Ces changemens, opérés en aussi peu de temps, dans la santé de Mme Daridan, et qui ont élevé sa vie presque végétative à la vie naturelle de son sexe, font espérer qu'avec de la persévérance, la médecine lui rendra le complément de ses relations avec sa famille et la société.

1819. La santé de la malade est parfaite ; les yeux seuls laissent encore à désirer. Mme Daridan voit quand on passe à côté d'elle ; elle distingue assez souvent le manche noir d'un couteau sur son assiette. Il faudrait une seconde opération ; mais elle préfère attendre sa guérison du temps seul.

SIXIÈME OBSERVATION.

Mlle N... âgée de vingt-trois ans, d'un tempérament nerveux, était atteinte, depuis l'âge de sept ans, de dartres vives et de fleurs blanches âcres et abondantes. Cet état se compliquait depuis deux ans, d'une épilepsie dont les accès se répétaient plusieurs fois par semaine et particulièrement à l'époque des règles.

Un de ses parens la fit venir de la province qu'elle habite toute l'année, et la confia à mes soins. Je m'occupai d'abord des anciennes infirmités; les fleurs blanches diminuèrent, les cuissons qu'elles occasionnaient habituellement disparurent, et les dartres guérirent dans l'espace de six semaines.

Dans la vue de détruire l'épilepsie, je pratiquai la cautérisation sincipitale, le 10 novembre 1817, aidé de M. le Dr Newbourg en présence de M. le baron Yvan, chirurgien en chef des invalides, et de M. le Dr Ribes, chirurgien distingué de Paris.

Mlle N... eut un accès le même jour, après la cautérisation.

15 novembre, court accès.

20 décembre, accès très-léger. Les règles ont eu un cours régulier, et contre l'ordinaire, sans accidens nerveux.

1er janvier 1817. La malade est retournée dans sa province; elle m'a écrit qu'elle avait supporté le voyage sans aucun inconvénient, et qu'elle se portait de mieux en mieux.

Tout, en elle, semble indiquer une guérison prochaine et complète.

1819. La malade n'a eu qu'un léger accès au mois de février dernier.

SEPTIÈME OBSERVATION.

Mademoiselle Leroi, demeurant rue du Roi de Sicile, n° 48, âgée de soixante ans, d'une bonne constitution, après avoir été complétement mouillée par une pluie d'orage dans le mois de juin 1811, s'aperçut d'un grand affaiblissement dans la vision.

24 juillet 1811. Cécité complète résultant de la formation de deux cataractes. Opérée par la méthode d'extraction, elle n'a point recouvré la vue.

6 mai 1818. Mademoiselle Leroi vient me consulter après sept ans de cécité : elle distingue le jour des ténèbres, mais ne voit ni objet ni couleur.

Les yeux paraissent vifs ; les cornées transparentes présentent transversalement une cicatrice blanche, plus marquée à droite qu'à gauche. L'iris est invisible dans l'œil droit; à gauche on aperçoit, non pas un cercle, mais une fente linéaire verticale, dilatée au milieu de sa longueur, où elle étoit large d'une demi-ligne.

Je conseille à la malade de ne rien entreprendre ; elle me demande si du moins je ne pourrois pas calmer des douleurs de tête continuelles et violentes, qui ajoutent un supplice cruel à son infirmité. Je me décide à la cautériser au sinciput.

7 mai 1818. La malade voit beaucoup mieux le jour de l'œil gauche ; elle distingue mes cheveux du reste de ma tête. L'œil droit n'aperçoit que la lumière.

3 juin. Mademoiselle Leroi voit assez de l'œil gauche pour se conduire. La fente de l'iris est devenue ovale. Cette membrane est toujours invisible dans l'œil droit.

17 juillet. La malade se rend à l'Hôtel-Dieu, où M. Dupuytren lui fait l'opération de la pupille artificielle de ce côté. Il en résulte une ouverture triangulaire de l'iris ; le grand angle regarde en haut. Depuis ce moment la vision a lieu dans les deux yeux ; mademoiselle Leroi peut sortir seule. Elle distingue les numéros et les enseignes des boutiques ; elle écrit sans distinguer parfaitement les lettres.

HUITIÈME OBSERVATION.

M. M****, conducteur de diligences, âgé de cinquante ans, d'une haute stature et d'une belle constitution, avait été frappé de deux apoplexies légères. Menacé d'une troisième attaque, il éprouvait probablement, par suite de cet état, un grand affaiblissement de la vue.

Juillet 1818. Tête pesante, céphalalgie légère, générale et continuelle. Les yeux sont ternes et inanimés, les cornées comme gonflées par une vapeur grise, l'iris très-contractée et immobile. Le malade a de la peine à se diriger, sa vue diminue chaque jour.

La cautérisation sincipitale était doublement indiquée par l'état du cerveau et par celui des yeux : mais le malade ne se rendait pas un compte exact de sa position; il devait partir sous peu de temps. N'ayant pas en conséquence le choix du moyen, je me bornai à l'application de la pommade ammoniacale au sommet de la tête. L'effet fut prompt et favorable; bientôt le malade put jouer aux cartes, délassement qu'il avait été forcé d'abandonner. J'ai cessé tout à coup d'avoir de ses nouvelles ; mais j'ai su depuis peu, par un de ses amis, que sa vue, qui s'était améliorée pendant plusieurs mois, commence de nouveau à s'affaiblir.

NEUVIÈME OBSERVATION.

Jean Criton, âgé de quarante-trois ans, d'une forte constitution, a fait long-temps la guerre dans différens climats.

Un des jours de septembre 1817, après s'être beaucoup fatigué, ayant très-chaud, il se reposa le soir dans un endroit froid. Dès la même nuit il sentit un brouillard sur ses yeux. Depuis ce moment sa vue n'a cessé de s'affaiblir ; il a beaucoup de peine à travailler et à se conduire.

Avril 1818. État des yeux. Les parties extérieures de l'œil saines ; dilatation considérable de la pupille de chaque côté. L'iris immobile.

6 avril. Cautérisation par la pommade ammoniacale.

6 mai. La pupille de l'œil droit a acquis du mouvement ; elle se resserre facilement. Dans l'œil gauche, cette ouverture est immobile. La vision a gagné un peu dans l'œil droit seulement.

Cautérisation avec le fer rouge.

15 mai. L'iris de l'œil droit est dans l'état naturel ; la vision est parfaite. La pupille reste dilatée dans l'œil gauche. L'action de cet organe est accompagnée d'étourdissement.

Je conseille de couvrir complétement l'œil gauche pour donner plus de force au droit.

5 juillet. La vision, toujours parfaite dans l'œil droit, s'est un peu fortifiée dans le gauche. La pupille a un peu de mouvement. L'action de l'œil gauche étant encore accompagnée d'étourdissement, je recommande de le couvrir habituellement.

DIXIÈME OBSERVATION.

Le nommé Driard, âgé de soixante-trois ans, fabricant d'étain, d'une très-forte constitution, s'aperçoit depuis plusieurs années de l'affaiblissement graduel de sa vue.

22 juin 1818. Ce malade m'a été présenté par M. le docteur Newbourg.

Il y a trois ans que la cécité est complète dans l'œil droit. Du gauche le malade voit difficilement à se conduire, et, chaque jour, étant forcé de sortir pour son état, il court le risque d'être écrasé. La conjonctive est d'un blanc sale et injectée, la cornée de l'œil droit entièrement traversée par un nuage gris qui s'élève de bas en haut. La même disposition s'observe, mais à un moindre degré, à gauche; l'iris est invisible de chaque côté.

Cautérisation sincipitale, immédiatement après ventouses scarifiées derrière le cou.

4 juillet. Le malade annonce qu'il voit mieux, et qu'il distingue la lumière et la présence des objets, de l'œil droit comme du gauche. Les lignes nébuleuses des cornées se sont abaissées, et laissent découvrir la moitié de la pupille dont on voit les mouvemens dans le demi-cercle supérieur.

23 septembre 1818. L'amélioration n'étant pas progressive, mais stationnaire, et la plaie ayant été négligée, on se décide pour une nouvelle opération au même endroit.

1er novembre. Les parties nébuleuses de la cornée s'éclaircissent sensiblement; la pupille s'aperçoit dans toute son étendue, mais moins distinctement en bas que dans les autres points de la circonférence : ses mouvemens sont plus libres, et la vision est beaucoup meilleure. Driard voit parfaitement à se conduire; il a aussi plus de facilité à travailler, bien que le feu vif d'un fourneau ardent, près duquel son état l'oblige à se tenir constamment, soit un obstacle puissant aux bons effets du traitement.

ONZIÈME OBSERVATION.

Le nommé Jean-François Scellier, âgé de quarante-neuf ans, rue l'Evêque, n° 11, tailleur de profession, était à l'armée en 1796, et il était convalescent d'une maladie grave, lorsqu'un jour il se réveilla aveugle. Après cinq mois de cécité, il recouvra la vue par le moyen de fumigations irritantes.

Cependant sa vue ne conserva pas longtemps son intégrité; il fut obligé de quitter son état, il y a onze ans. Depuis ce temps il travaille à la manufacture de tabacs, mais souvent il lui est impossible de faire des ouvrages même très-grossiers; souvent aussi il est obligé de se faire conduire.

20 février 1818. Etat de ses yeux.

Les conjonctives sont d'un blanc sale, la cornée naturellement brune est obscurcie par une sorte de nuage blanchâtre; la pupille très-rétrécie, à peine visible, n'exécute aucun mouvement. Quoique inanimés en apparence, les yeux supportent difficilement la lumière ; le malade peut à peine regarder la flamme d'une bougie, et croit la voir entourée d'une aréole considérable. La tête est le siége de douleurs générales et continuelles.

La présence des signes d'un embarras gastrique et l'état des yeux me déterminèrent à l'administration d'un émeto-cathartique. Je fis ensuite la cautérisation sincipitale qu'il supporta très-bien.

En moins de huit jours il fut guéri des douleurs de tête qu'il conservait depuis son retour de l'armée ; la vue s'était éclaircie au point qu'il put distinguer mes traits, ainsi que la couleur de mes yeux et de mes cheveux.

En moins d'un mois il fut en état de se livrer à son travail beaucoup plus facilement qu'auparavant, de coudre grossièrement et de reconnaître les numéros des maisons. Il vient me voir de temps en temps, et m'assure que sa vue se fortifie de jour en jour, bien qu'il ait supprimé le cautère sincipital. Sur le reproche que je lui ai fait d'avoir fermé cet exutoire, il m'a répondu que l'opération était une douleur trop passagère pour qu'il hésitât à y recourir au premier besoin.

Les yeux ont acquis de l'éclat, l'opacité de

la cornée s'est dissoute, et les mouvemens de la pupille sont devenus très-libres.

DOUZIÈME OBSERVATION.

La veuve Filpain, âgée de trente-deux ans, est d'un tempérament bilieux et d'une forte constitution.

En 1811, étant enceinte de deux mois, elle apprend que son mari s'est noyé par accident : saisie par cette nouvelle, elle éprouve aussitôt une perte utérine et un grand affaiblissement de la vue. La grossesse n'en continua pas moins, et se termina par la naissance d'un garçon bien portant et à terme. Elle voulut sevrer son enfant après deux ans de nourriture. A cette époque, elle fut attaquée de grands maux de tête qui furent accompagnés d'un état plus fâcheux des yeux.

Son mal persistant, au bout de quelques mois elle eut l'idée heureuse de s'appliquer un vésicatoire sur le sommet de la tête; ce moyen diminua la céphalalgie et suspendit la perte de la vue : elle fut contrainte de supprimer l'exutoire pour complaire aux maîtres qu'elle servait. La vision s'altéra de plus en plus; elle ne pouvait que difficilement se conduire le jour, et le soir cela lui était impossible. Elle se voyait réduite à ne pouvoir plus faire de ménages, sa dernière ressource pour exister, et le chagrin rendait sa situation plus pénible encore.

Ce fut le 3 janvier que madame Daridan me l'adressa.

État des yeux. Globe de l'œil très-volumineux et comme tendu, faisant en quelque sorte effort pour sortir de l'orbite ; sensibilité générale de l'organe ; les conjonctives belles ; l'uvée très-noire et confondue avec l'iris ; la pupille moyennement dilatée et sans mouvement, soit dans l'obscurité, soit au grand jour.

Céphalalgie continuelle.

Les bons effets du vésicatoire dont la malade avait eu l'idée, ne me permirent pas d'hésiter à lui conseiller la cautérisation sincipitale, et je la pratiquai.

Dès le lendemain, la malade distingua mieux les objets.

Fin de janvier. Les yeux ne sont plus aussi tendus, l'iris semble se détacher sur l'uvée; elle exécute des mouvemens, mais plus à droite qu'à gauche.

Des signes de congestion sanguine à la tête provoquent l'usage de la ventouse scarifiée derrière le cou; la malade en éprouve un soulagement subit et dans la tête et dans les yeux.

Juillet 1818. La malade peut coudre à gros points; elle commence à se conduire seule le soir. La céphalalgie est entièrement dissipée.

1819. L'amélioration continue.

TREIZIÈME OBSERVATION.

M. le colonel Gaspard Thiéry, âgé de quarante-huit ans, d'un tempérament bilieux et nerveux, est affecté depuis trois ans de céphalalgie et de goutte sereine.

Mars 1818. Il a de la peine à se conduire, ne distinguant pas les numéros des maisons.

Les conjonctives sont injectées; les cornées, naturellement brunes, tirent sur le gris; la pupille est assez dilatée, presque sans mouvement. A droite, elle est difficile à reconnaître, à cause d'un nuage blanchâtre qui la fait paraître se confondre avec la cornée. La gauche, plus distincte, est remarquable par une dilatation en forme de hernie, de la partie du cercle qui regarde le grand angle de l'œil.

5 mars. Cautérisation sincipitale par la pommade ammoniacale.

Étant sujet depuis plusieurs mois à un étouffement, le malade, de son propre mouvement, s'applique sur la poitrine un vésicatoire ammoniacal, et recouvre ainsi l'intégrité de la respiration.

La vision et les yeux s'améliorent en peu de jours.

20 mars. Les yeux ont subi un changement remarquable; le droit s'est éclairci et a repris sa vivacité naturelle; l'iris se détache bien de la cornée, est un peu mobile dans les deux organes, et paraît légèrement frangée. A gauche, le diamètre de cette membrane est presque entièrement redevenu circulaire.

30 mars. L'amélioration des organes et de la vue fait des progrès sensibles; le malade peut écrire, quoique d'une manière irrégulière.

1819. Ce malade continue à se bien porter.

QUATORZIÈME OBSERVATION.

Madame Thévenot, âgée de trente-neuf ans, d'une bonne constitution où semble dominer l'action des nerfs, n'avait eu aucun dérangement de santé considérable jusqu'à l'âge de trente-trois ans. A cette époque, cinq semaines après une couche, Mme Thevenot ressentit de grands maux de tête, qui depuis n'ont pas cessé de la tourmenter. Les fonctions propres au sexe ont lieu comme auparavant.

Février 1814. Cécité subite de l'œil gauche.

Février 1818. L'œil droit ne distingue plus que les objets éloignés, sa force visuelle diminue tous les jours; 3 mars, cécité complète. Les yeux sont beaux, mais un peu ternes; les iris n'ont point de mouvement.

La tête est toujours douloureuse.

On a combattu sans succès la céphalalgie et les maladies des yeux par des vésicatoires, les cautères au bras, les bains de vapeur, et différens purgatifs, tels que les poudres d'Ailhaud.

3 mars. Cautérisation par la pommade ammoniacale.

4 mars. On aperçoit un peu de mouvement dans l'iris; la malade voit mieux la clarté du jour.

30 mars. Les yeux ont acquis de l'éclat, mais la vision gagne peu : bien que les douleurs de tête aient diminué, elles se renouvellent avec force par intervalle. La malade se décourage et ne veut plus continuer le

traitement. Je me repens de ne pas lui avoir proposé, dans le premier moment, l'ustion métallique dont les effets sont beaucoup plus sûrs et plus étendus. L'horreur que m'inspirait à moi-même ce mode de cautérisation, m'avoit décidé à en employer un autre plus doux en apparence; mais l'expérience m'a démontré, jusqu'à présent, que nul autre moyen ne peut être mis en parallèle avec l'application du fer incandescent : la pommade ammoniacale n'atteint pas aussi-bien le but et cause une somme de douleur bien plus considérable.

QUINZIÈME OBSERVATION.

La veuve Basset, couturière, âgée de quarante-deux ans, est douée d'un tempérament nerveux.

Mars 1817. Elle est depuis quelque temps sujette à des maux de tête violens et sa vue diminue graduellement; un brouillard lui semble entourer tous les objets.

Juin 1817. En se relevant dans un grenier, elle heurta violemment de la tête contre une poutre; à partir de ce moment la céphalalgie et la maladie firent des progrès; bientôt la cécité fut complète.

On lui appliqua sur une grande surface de la tête un vésicatoire cantharidé; il en résulta dans les appareils urinaire et utérin une inflammation qui, par sa violence, mit pendant trois jours, la vie de la malade en danger. Vingt-quatre sangsues, posées aux lieux opportuns, firent cesser les accidens.

18 mai 1818. La malade me consulte. Etat de ses yeux : La conjonctive et la cornée sont saines; l'iris extrêmement dilatée ne paraît pas avoir de mouvement; la malade perçoit le jour; (la céphalalgie persiste.)

Cautérisation sincipitale.

7 juillet. La malade voit l'ombre des corps, elle aperçoit confusément les personnes, mais ce n'est que par moment; la pupille droite, d'ovale est redevenue circulaire, et d'un moins grand diamètre, la céphalalgie a perdu de sa violence.

10 juillet. La malade voit certains corps blancs, tels que la faïence; elle voit mieux la clarté du jour, et lors qu'on passe à côté d'elle, elle s'en aperçoit.

L'amélioration n'est pas constante ni progressive.

SEIZIÈME OBSERVATION.

M. H......., âgé de treize ans, d'une petite stature, ayant les cheveux blonds, la tête petite, le front étroit, et fort peu d'intelligence.

A six ans, première attaque d'épilepsie.

La maladie continue d'une manière assez régulière par deux ou trois accès chaque mois. La santé est bonne sous tous les autres rapports.

6 mai 1818. Cautérisation sincipitale.

19 juin. Les accès ont eu lieu comme de coutume. Il ne me paraît pas qu'il se soit fait aucun changement dans l'état du malade.

Les parens se décident à suspendre le traitement. La nullité des résultats ne me permit pas d'insister, quoique je sentisse bien qu'il fallait avoir un peu plus de patience. J'ai conseillé un voyage outre-mer.

DIX-SEPTIÈME OBSERVATION.

Le nommé Chevallier, âgé de trente-deux ans, est d'une constitution athlétique. Il a la tête volumineuse, le front saillant et large; les yeux sont un peu petits, très-enfoncés dans leurs orbites. Ils paraissent sains extérieurement; les pupilles sont resserrées et ont très-peu de mouvement.

A sept ans, il eut la teigne ; à dix ans, on l'en guérit par le moyen de la calotte.

A dix ans et demi, symptômes de calculs dans la vessie.

On l'opère à l'Hôtel-Dieu ; il avait trois pierres, chacune du volume d'un œuf de poule.

A onze ans, première attaque d'épilepsie.

Plusieurs fois, par jour, le malade éprouve des mouvemens convulsifs de tout le corps avec perte de connaissance pendant une seconde ou deux ; point de syncope ; il reprend son travail comme auparavant.

Juin 1818. Deux fois la semaine, et au plus tard, tous les huit ou dix jours, l'accès a lieu d'une manière violente et complète. Le malade lève d'abord le bras droit en tremblant, il tourne la tête à gauche, jamais à droite ; il tombe, reste contracté et en syncope pendant dix, quinze minutes ; enfin, il se mord la langue. Après l'accident, il sent une courbature générale, il est comme hébété pendant un jour ou deux, la vue est faible, semble couverte d'un brouillard, les yeux sont inanimés, le travail est lent, difficile, et l'intelligence très-bornée.

16 juin. Deux accès d'épilepsie.

Le malade perd tous les jours de son habileté et de son adresse au travail. On craint que bientôt il ne puisse plus continuer son état, qui est l'unique ressource de sa nombreuse famille.

17 Juin 1818. Cautérisation sincipitale, avec l'aide de M. le docteur Newbourg. Le malade y a été fort peu sensible.

30 juin. Il n'y a eu que des mouvemens convulsifs légers, sans perte de connaissance.

2 juillet. Léger accès avec perte de connaissance pendant cinq secondes ; point de lassitudes. Les yeux acquièrent de la vivacité, la vision est meilleure; le malade a plus d'activité et d'intelligence au travail.

1819. Tous les neuf à dix jours, il y a un accès fort court qui n'est point accompagné de chute, ni de perte de connaissance. On peut prévenir l'accès, si l'on fait respirer au malade un flacon de pommade ammoniacale.

Le malade craignant peu la douleur de l'adustion, de temps en temps on réprime les bourgeons charnus, qui ferment le cautère, avec l'instrument incandescent ; le malade préfère ce moyen à l'action plus lente et non moins douloureuse des caustiques.

DIX-HUITIÈME OBSERVATION.

Mademoiselle C..., âgée de sept ans et demi, est sourde-muette de naissance. Privée presque totalement d'intelligence, elle ne paraît désirer aucune nourriture, et n'annonce, par aucun signe, les besoins naturels.

Tête petite, front bien fait; large dépression à la réunion de l'angle supérieur de l'occipital avec les pariétaux; le côté gauche de la tête beaucoup plus volumineux que le droit; les yeux sains et inanimés, sont hagards et ne s'arrêtent sur aucun objet. La bouche est béante, et laisse échapper continuellement la salive. Regarder par la fenêtre est la seule chose qui paraisse lui plaire, elle s'y laisse traîner volontiers, et répugne à la quitter.

Elle ne marche pas; lorsqu'on la soutient sous les bras pour la faire cheminer, elle fait des mouvemens assez réguliers avec les membres gauches; ceux du côté opposé, sont toujours, ou contractés dans le sens de la flexion, ou dans une agitation convulsive.

Cette enfant me fut envoyée par M. le docteur Juglar, membre de la Société académique de médecine de Paris.

Dans une consultation avec ce médecin, il fut arrêté que l'on tenterait la cautérisation, comme du seul moyen qui pût donner une sorte d'espoir.

30 juin 1818. Cautérisation sincipitale avec l'aide de M. le docteur Newbourg. L'enfant n'a pas jeté un cri, et a pleuré.

9 juillet 1818. Les yeux ont un peu d'éclat.

10 juillet. La malade est plus passionnée pour le spectacle de la rue. Elle paraît me connaître, et montre de la répugnance à me voir, elle cherche à marcher pour sortir de mon cabinet. Décharge de la bouteille de Leyde le long de l'épine.

20 et 21 juillet. L'enfant, dans quelques momens de courte durée, parvient à marcher; elle fait seule, mais rarement, quelques pas réguliers. Elle commence à montrer de l'appétit, et parfois elle porte maladroitement la cuillère à la bouche.

Le traitement n'a duré que six semaines, et quoiqu'il y ait eu peu d'amélioration dans la santé de la malade, il était raisonnable de continuer; c'était le vœu du père et des tantes de l'enfant, qui, par leurs soins assidus et par leur intelligence, secondaient les efforts de la médecine; mais la tendresse, mal entendue de la mère, nous a empêchés de poursuivre l'application de nos vues médicales.

DIX-NEUVIÈME OBSERVATION.

La femme Morlez, âgée de soixante-six ans, d'un tempérament sanguin et bilieux, est affectée de deux cataractes complètement formées, depuis trois ans à l'œil droit, depuis deux ans à l'œil gauche. De ce côté seulement elle conserve la faculté de voir des objets volumineux, en s'aidant du toucher. Il lui est impossible de se diriger hors de sa chambre. Elle était décidée à se faire opérer de la cataracte.

8 janvier 1818. Les conjonctives sont saines, un peu jaunes, la pupille est assez étroite et mobile; larmoiement continuel.

Cautérisation au sinciput avec l'aide de mon ami M. le Dr Lefort, médecin du roi à la Martinique. La malade méprise cette douleur.

15 janvier. La malade peut venir seule chez moi du boulevart poissonnière. Ses yeux ont acquis de la vivacité, les cristallins sont peut-être un peu moins opaques, mais la différence est à peine sensible.

Mars. Même état des yeux et de la vision ; la malade distingue beaucoup mieux les meubles et ustensiles de son ménage ; elle sort seule.

Des commères lui conseillent de supprimer le cautère du sinciput. J'insiste sur la nécessité de l'entretenir; elle ne m'écoute pas. L'amélioration de la vue se soutient encore ; mais sera-t-elle durable, l'exutoire étant supprimé et la malade étant âgée de soixante-six ans?

VINGTIÈME OBSERVATION.

L'enfant Gravé, âgée de quatre ans, est née avec deux cataractes.

A dix-huit mois, pendant le travail de la dentition, elle éprouve des convulsions qui cèdent à l'application d'une ventouse scarifiée à la nuque.

On remarque en elle de la vivacité, de l'intelligence et des sentimens affectueux.

Juillet 1818. Les deux cristallins sont d'un blanc opaque, les autres parties de l'œil paraissent saines. L'enfant voit le jour, et ne distingue ni les objets, ni les couleurs.

Vésicatoire ammoniacal au sinciput.

Août. Les cristallins, et particulièrement le droit, sont parsemés de petits points noirs. La petite Gravé, au dire de sa bonne, paraît se diriger avec plus de facilité

Novembre. La vision semble faire des progrès.

Madame Gravé, ayant laissé tomber une feuille de papier roulée, son enfant l'aperçoit, la saisit et s'en amuse beaucoup.

La circonférence du cristallin paraît diminuée ; les points noirs semblent s'élargir.

Le vésicatoire est entretenu sur une surface de quatre ou cinq lignes.

VINGT-UNIÈME OBSERVATION.

La femme Lenoir, âgée de vingt-sept ans, d'une bonne constitution, sans cause connue, perdit, sans cause apparente, la vue de l'œil gauche, la cornée étant devenue opaque.

Peu à peu la maladie disparut presque totalement sur l'œil gauche, et se porta à l'œil droit.

Mai 1818. Œil droit. Le tissu de la cornée transparente est parfaitement combiné ou mêlé avec une substance blanche ; la vision est nulle.

Œil gauche. La cornée transparente est un peu louche, il n'y a rien de remarquable dans les autres parties de l'œil. La vision est un peu confuse.

Des vésicatoires avaient été appliqués sans succès derrière le cou et les oreilles.

Cautérisation sincipitale.

15 juin. L'œil gauche est dans l'état naturel, à tous égards.

La cornée de l'œil droit perd sensiblement de son opacité; on commence à apercevoir l'iris.

Août. Les deux yeux sont très-clairs et parfaitement bons.

Décembre 1818. Le mieux est le même.

VINGT-DEUXIÈME OBSERVATION.

Mademoiselle Guinault, âgée de soixante-un ans, étant malade d'une petite vérole confluente, en 1764, perdit complètement l'œil gauche, et eut l'œil droit ulcéré; après plusieurs années de soins, ce dernier organe recouvra la faculté de la vision.

16 juillet 1818. La vue s'est beaucoup affaiblie depuis plusieurs années; la malade prend une idée fausse des objets qui l'envi-

ronnent ; ainsi, la flamme d'une bougie ne lui paraît pas verticale et ronde, mais penchée et quadrilatère.

Les vaisseaux de la conjonctive sont légèrement injectés; ils donnent à cette membrane une couleur jaunâtre, et une épaisseur assez marquée. Cette coloration semble avoir envahi la cornée transparente, principalement à la partie inférieure de l'œil; la pupille est à peine visible dans la moitié supérieure de l'œil; l'autre moitié est entièrement couverte d'un voile blanc.

Cautérisation sincipitale; la douleur a été vivement sentie pendant trois secondes.

21 juillet. L'œil a perdu de son opacité, la pupille se dilate sensiblement mieux, le voile qui la couvrait inférieurement a diminué; la flamme de la bougie paraît verticale.

31 août 1818. L'œil a acquis un peu de vivacité, il reste encore un léger nuage dans la partie inférieure de la cornée; la vision, bien qu'améliorée, n'est point parfaite et ne pourrait probablement le devenir parce qu'elle est altérée depuis 54 ans.

VINGT-TROISIÈME OBSERVATION.

Madame veuve Gérard, âgée de 44 ans, a reçu le jour d'une mère qui avait la vue faible.

Le mauvais état de ses yeux l'ayant obligée à se servir de lunettes dès l'âge de dix-huit ans, la vision s'est affaiblie graduellement, chez elle, depuis cette époque jusqu'au mois d'août 1817.

Alors, douleur aiguë dans l'œil droit. Cécité complète de ce côté, survenue en huit jours de temps. Au mois de mars 1818, formation d'une cataracte.

Œil gauche. Il continue de s'affaiblir.

16 novembre 1818. Depuis six semaines, madame Gérard ne voit pas à se conduire.

La conjonctive est d'un blanc sale, la cornée transparente un peu trouble; la pupille très-dilatée et sans mouvement; l'œil est inanimé.

Cautérisation sincipitale pratiquée dans la vue de rétablir la vision dans l'œil gauche.

23 novembre. Les yeux sont éclaircis, la pupille du gauche est moins dilatée, et présente un mouvement sensible de resserre-

ment. Il s'est opéré quelque changement dans le cristallin de l'œil droit; on aperçoit des lignes qui sillonnent ce corps dans différentes directions.

Fin de décembre. L'état physique des yeux s'est sensiblement amélioré; la vision a paru s'amender dans les premiers jours du traitement, mais depuis que la malade est retournée dans son pays, j'ai reçu des nouvelles défavorables sous ce rapport.

VINGT-QUATRIÈME OBSERVATION.

Le nommé Ch.-L. Hoyau, âgé de quarante ans, est d'une très-forte constitution.

Depuis un an il est affecté de mydriase sur les deux organes de la vision, et ne distingue pas le jour des ténèbres.

Les yeux sont sains extérieurement.

La pupille est tellement dilatée que sa largeur égale presque celle de la cornée transparente; elle est d'une immobilité absolue.

Ce malade m'a été présenté par M. le docteur Gaudichon, de Versailles, le 14 octobre dernier. Je l'ai cautérisé en présence de ce médecin, avec l'aide de M. le docteur Newbourg. Hoyau a déclaré n'avoir pas souffert;

il a vu aussitôt le jour, mais le jour seulement.

22 novembre. A son réveil, le malade voit les meubles volumineux de sa chambre : vers le milieu de la journée il voit assez bien les corps qui passent devant lui, mais il ne distingue que les objets blancs.

La pupille est encore trop dilatée; toutefois elle l'est beaucoup moins qu'avant l'opération. Il y a lieu d'espérer une amélioration plus marquée.

Si je ne suis pas trompé dans mon attente, nous aurons surmonté une grande difficulté, cette espèce de cécité étant la plus rebelle, lorsqu'elle est arrivée, comme dans ce sujet, à son entier développement.

VINGT-CINQUIÈME OBSERVATION.

M. le comte de Renneberg, fils du prince de Salm-Kirbourg, âgé de trente-sept ans, a eu, dans une ligne collatérale de sa famille, plusieurs parens atteints de goutte-sereine avant la vieillesse. Il a vingt-trois années actives de service militaire.

Dès l'âge de treize à quatorze ans il ne pouvait plus lire, ni écrire le soir, à la lumière, qu'il ne fût aussitôt obligé d'interrompre ces exercices.

En février 1818, se trouvant entre deux croisées non calfeutrées, il sentit dans les yeux un froid extraordinaire. Le lendemain, la vision de l'œil droit était gênée par deux taches noires qui lui semblaient rendre opaques les points centraux des objets qu'il regardait. Ces taches s'étendirent bientôt au point d'anéantir complétement la faculté visuelle de cet organe.

Peu à peu l'œil gauche s'affecta de la même manière.

3 octobre 1818. Il y a un mois que M. le comte de Renneberg ne peut se conduire seul. De l'œil gauche, le seul qui reste un peu sensible à la lumière, il ne distingue pas les meubles les plus volumineux d'un appartement.

Il se mit entre les mains des oculistes les plus célèbres de Paris; mais l'usage du séton à la nuque, de la ventouse scarifiée, et de différens collyres dont la belladone faisait partie, ne suspendit pas la marche progressivement croissante de la maladie.

5 octobre. État apparent des yeux.

Les conjonctives ternes, d'un blanc sale;

les cornées transparentes sont opaques, inanimées.

Dans l'œil droit l'iris est invisible; on l'aperçoit difficilement dans le gauche. De ce côté la lumière est sentie, tous les objets d'un certain volume paraissent au malade enveloppés d'un brouillard épais qui lui en dérobe la forme et la couleur.

Cautérisation sincipitale pratiquée en deux secondes de temps. M. de Renneberg assure qu'il n'a point souffert.

6 octobre. L'œil droit perçoit la lumière.

9 octobre. La suppuration est établie. Les parties extérieures des yeux reprennent évidemment de l'éclat et leur teinte naturelle. L'iris est visible et sensible, mais plus à gauche qu'à droite. Le cercle de cette membrane est dilaté et comme frangé en bas dans l'œil droit; en dedans, à l'œil gauche. Le malade indique bien la place des fauteuils, des chaises, leur couleur; il aperçoit le balancier de la pendule.

24 octobre. Le malade peut se diriger seul dans la rue; il se fait accompagner par prudence.

26, 27 octobre. Eblouissement, vision

moins nette, légère injection des conjonctives ; ventouse scarifiée derrière le cou.

30. Denx étuis verts, l'un d'une nuance foncée, l'autre d'une nuance claire, et deux bâtons de cire à cacheter, dont l'un était d'un rouge plus vif que l'autre, ayant été placés sur un plateau blanc, M. le comte de Renneberg reconnut la couleur de ces objets et indiqua leurs différences.

3 novembre. Il a vu l'heure à une pendule de salon.

Fin de décembre. La vision s'améliore dans les deux yeux.

VINGT-SIXIÈME OBSERVATION.

Madame la comtesse du Campe de Rosamel, âgée de quarante ans, est d'une taille élevée et bien proportionnée et d'un tempérament très-nerveux. Depuis une fausse couche qu'elle fit, il y a neuf ans, elle éprouve des maux de tête perpétuels, elle est sujette à des syncopes qui durent quelquefois une demi-heure, et dont elle se sent encore tout ébranlée le lendemain. L'air froid et humide, et tous les changemens brusques de l'atmosphère, donnent plus d'intensité à ses souffrances.

Depuis deux à trois ans, sa vue s'est considérablement affaiblie. Elle est quelquefois aveugle pendant trois ou quatre heures. La vision se rétablit ensuite, mais de plus en plus imparfaitement. Bien qu'elle conserve cette faculté au point de pouvoir écrire quoique avec peine, il lui arrive souvent de n'être pas en état de se conduire et de heurter tous les objets qui l'environnent.

Les conjonctives et les cornées sont ternes; on voit à peine l'iris sur un fond, non plus bleu comme autrefois, mais grisâtre et sale. Cette membrane n'offre que des mouvemens imperceptibles.

29 septembre 1818. Cautérisation sincipitale, en deux secondes; douleur vive.

30 septembre. La malade déclare que sa vue est au même degré de vigueur que dix ans auparavant.

1er octobre. L'état des yeux s'est tellement amélioré, qu'une jeune fille en fait compliment à Mme de Rosamel, sans savoir qu'elle subissait ce traitement.

4 octobre. Après des courses fatigantes, ayant éprouvé une violente inquiétude au sujet de son enfant qui s'était trouvée fort incommodée pendant la nuit, Mme de Rosamel

présente les symptômes d'un érésypèle au côté droit de la face. Cette éruption est accompagnée d'un fort accès de fièvre avec délire. Consultation avec M. le docteur Bourdois de la Motte. On ordonne un éméto-catartique et l'application de ventouses scarifiées derrière l'oreille droite : la fièvre diminue et l'érésypèle se dissipe en cinq jours.

Cependant la vue de Me de Rosamel se consolida pendant cette espèce d'accident. Toutes les partes visibles de l'œil reprirent de l'éclat et de la vivacité, la cornée redevint diaphane ; et huit jours après, Me de Rosamel retourna en Picardie, sans autre incommodité qu'un peu de pesanteur sur les paupières à son réveil seulement.

Elle m'a fait l'honneur de m'écrire, le 26 octobre et le 18 novembre, qu'elle voyait parfaitement et qu'elle conservait encore un peu de disposition à la pesanteur des paupières. Je ne doute pas que la plaie sincipitale ne surmonte avec le temps cette incommodité.

VINGT-SEPT. ET DERN. OBSERV.

M. Léon Le Charron, fils de monsieur le marquis Le Charron, âgé de treize ans, est d'une petite stature.

Depuis l'âge de quatre mois jusqu'à huit, il a eu, à la tête, une gourme abondante.

A dix mois, à la suite d'un coup à la tête, il est survenu un dépôt considérable sous l'angle de la mâchoire. La cicatrice en est restée apparente.

A la suite de ce dépôt, l'oreille gauche est devenue le siége d'un écoulement séreux qui subsiste encore : l'enfant devient sourd toutes les fois que ce flux s'arrête.

M. Léon Le Charron a, toute sa vie, été sujet à des maux de tête variables dans leur intensité et parfois assez violens pour le forcer à se rouler par terre.

Souvent il est plongé dans une mélancolie profonde de laquelle il passe à un accès de joie immodérée.

Avec de grands et beaux yeux noirs, ni trop saillans, ni trop enfoncés dans l'orbite, il a toujours eu la vue d'un myope. Cette disposition avec laquelle coïncidait une grande faiblesse dans la vision, l'a constamment empêché de se livrer à son goût pour l'étude.

M. Léon éprouve souvent de l'engourdissement et de la faiblesse dans les bras et dans les mains. Une dame, chez laquelle il n'est resté qu'un mois, a plusieurs fois observé que lorsqu'il se lavait les mains, elles tombaient tout à coup dans un état de contraction involontaire, qu'il ne pouvait les séparer, et qu'il étoit obligé de s'appuyer, au moyen des bras, sur la cuvette, jusqu'à ce qu'on fût venu à son secours.

Les parens de cet enfant reconnurent enfin que sa vue s'affaiblissait sensiblement.

M. le marquis de Montiers qui porte beaucoup d'attachement à cet enfant me l'amena.

Je reconnus la mydriase qui me parut dépendre d'une lésion du cerveau, et particulièrement des origines du nerf optique.

25 novembre 1818. Consultation avec M. le docteur Bourdois de la Motte.

L'examen des yeux présenta les phénomènes suivans :

La pupille est très-dilatée ; au lieu de se resserrer, lorsque le jour la frappe, elle se dilate encore plus.

Le malade invité à lire, distingue à peine les lettres, bien qu'il ait placé le livre le plus près possible des yeux. Nous nous décidâmes pour la cautérisation sincipitale, dans la vue non-seulement de dissiper la goutte sereine, qui devait encore faire des progrès, mais aussi pour remédier, au moins en grande partie, à la lésion du cerveau.

26 novembre 1818. Cautérisation pratiquée au sinciput, dans l'espace de deux secondes, en présence de MM. les docteurs Newbourg et Lafisse le fils. Après l'opération nous avons pu reconnaître les sutures coronale et sagittale.

M. Léon Le Charron a supporté l'opération avec le plus grand courage.

27. Deuxième jour; nuit agitée, céphalalgie, fièvre.

Le matin, céphalalgie aiguë, tête lourde et brûlante, syncopes fréquentes; vomissemens de matières liquides, fièvre marquée par la fréquence et la dureté du pouls, somnolence, soubresauts des tendons; le malade est agité, il a de la peine à s'exprimer; soif ardente, peau sèche.

Ventouses scarifiées derrière les oreilles, évacuation d'une once de sang. Rémission sensible des symptômes; limonade, diète sévère.

28. Troisième jour; les symptômes de la veille subsistent encore, mais avec peu d'intensité, il n'y a plus de vomissemens ni de

syncopes ; compresses d'oxycrat sur le front, demi bain.

29. Quatrième jour ; la nuit a été mauvaise, fièvre intense, langue sèche, d'un rouge vif, soif, chaleur brûlante très-sensible au toucher sur tout le corps, et particulièrement à la tête, somnolence, insomnie, accablement général.

Application de ventouses scarifiées derrière l'apophyse mastoide sur cette partie de la suture lambdoide où les os ne sont que juxta posés et permettent le passage de petits vaisseaux ; évacuation d'une once et demie de sang.

Rémission subite de tous les symptômes, langue humide ; le malade se met sur son séant et nous fait part du soulagement qu'il éprouve ; demi-bain.

30. Cinquième jour ; la nuit a été calme, appétit.

1er décembre. Sixième jour ; la pupille est beaucoup moins dilatée, l'impression de la lumière la fait resserrer.

Le malade voit très-distinctement, à la distance de plusieurs pouces, des corpuscules qui, jusqu'à ce moment, avaient échappé à sa vue ; il lit en tenant le livre à sept et huit pouces de ses yeux.

1819. L'amélioration des yeux et de la vision se soutient sans variations. Le malade n'a plus ni les maux de tête, ni les contractions musculaires involontaires dont il se plaignait auparavant.

Son âge nous fait espérer que le temps confirmera cette guérison.

Je pourrais ajouter plusieurs autres observations de maladies chroniques de la tête où l'on trouverait, comme dans celles qui précèdent, des effets heureux ou incomplets du traitement. C'est pour ne pas abuser de l'attention du lecteur, que je me borne à l'exposé des faits ci-dessus par lesquels j'ai fait connaître, autant qu'il m'a été possible, ce que l'on doit attendre de l'usage de la cautérisation sincipitale.

De ces différens faits ne peut-on pas tirer les inductions suivantes?

Il n'est pas d'affection du cerveau ou des sens, tendante à devenir incurable, qui ne puisse céder à la cautérisation.

La probabilité de la guérison ne peut être admise qu'autant que le remède est appliqué en temps opportun, et qu'on seconde ses effets par d'autres agens thérapeutiques dont l'action, inefficace auparavant, peut alors devenir utile.

De même qu'à la suite des maladies aiguës traitées, ou mal, ou trop tard, surviennent la gangrène, des dépôts, ou différens produits qui altèrent les organes et gênent leurs fonctions; de même, et à plus forte raison, lorsqu'elles ont été négligées et abandonnées à l'action du temps, les maladies chroniques, effets directs des affections aiguës, tendent à se consolider et se transforment en des altérations fixes qu'il devient impossible de dissiper; mais alors la substance des organes se trouve changée en un tissu tout différent de celui qui les constituait originairement. C'est ainsi que l'on voit le tissu osseux, le fibreux, le fibro-cartilagineux, etc., se développer accidentellement, là où la nature avait placé des fibres tenues, élastiques, des membranes diaphanes, etc.

Que peut la médecine contre ces sortes de lésions?

Elle est certainement spectatrice impuissante du mal qui est déjà fait ; mais comme la vie peut continuer encore, malgré ces maladies, la médecine devient alors essentiellement utile en s'opposant à l'envahissement total des organes.

Ainsi, qu'à la suite d'inflammations réitérées de l'un des poumons, cet organe soit rempli de tubercules ou atteint d'hépatisation, le poumon sain se trouvant seul chargé de tout le travail respiratoire, la fatigue qu'il éprouve, l'expose à tomber dans un état d'irritation et cela surtout dans les saisons où la diminution de la transpiration cutanée rend la transpiration pulmonaire plus abondante.

N'aurait-on pas prévenu ce fâcheux état de choses, si, lorsque les tubercules n'étaient encore qu'en petit nombre dans le poumon malade, on eût mis ce viscère à l'abri de nouvelles inflammations par l'emploi de moyens convenables?

C'est ainsi que la médecine peut entretenir et même fortifier une santé qui, sans son secours, serait menacée d'une ruine absolue.

Il n'est point d'homme qui ne connaisse les avantages du calorique, qui n'apprécie son action bienfaisante, soit qu'il la reçoive immédiatement du soleil, ou qu'elle lui soit artificiellement communiquée; ne semblerait-il pas que l'induction devrait porter les malades à avoir confiance dans l'application concentrée de ce fluide, ou du moins à ne pas rejeter, avec opiniâtreté, la proposition qui leur en serait faite? et pourtant ils opposent souvent une résistance difficile à surmonter.

On peut se convaincre que cette répugnance dépend particulièrement du défaut d'habitude. En effet, les hommes d'aujourd'hui ne sont pas moins courageux que ne l'étaient les Egyptiens, les Grecs ou même nos pères. Les opérations chirurgicales, si fréquentes de nos jours, en fournissent une preuve irrécusable; mais nous avons d'autres témoignages à l'appui de ce fait. Ainsi les malades ne font aucune difficulté de se soumettre à l'action de remèdes que l'on est heureusement parvenu à accréditer, bien que ces remèdes soient des agens très-dangereux, quand l'application n'en est pas faite avec toute la sagesse possible et par une main habile. Prenons pour exemple l'émétique, ce sel précieux que nous devons à la chimie: employé avec succès dans le vomissement bilieux essentiel, il est au contraire, très-nuisible dans le vomissement de même nature qui dépend de l'inflammation de l'estomac ou du skirre de cet organe. Cependant le médecin peut l'ordonner sans être contredit, et même bien des malades le prennent sur la simple ordonnance d'un apothicaire, d'une garde-malade, souvent même de leur propre mouvement. Il en est de même des vésicatoires si fréquemment employés de nos jours : ils produisent sans doute une vésication utile; mais ils sont accompagnés d'effets plus ou moins fâcheux qui, souvent font hésiter le médecin dans l'usage qu'il en fait ; toutefois il peut s'en servir avec une grande facilité. Quant au feu, qui n'a d'autre inconvénient qu'une douleur vive, mais d'une très-courte durée, qui, le plus souvent ne cause aucun désordre, lorsqu'il est appliqué avec les connaissances anatomiques, malgré tous ses avantages, il est aussitôt rejeté avec horreur.

Bien que je n'aie qu'à me féliciter de la confiance honorable avec laquelle j'ai souvent été accueilli lorsque j'ai proposé ce remède, j'ai senti qu'il serait de la plus haute importance de trouver un agent qui pût le remplacer, autant que possible, dans beaucoup de cas où la répugnance du malade pourrait s'opposer au vœu du médecin; parcourant dans ces vues la matière médicale, j'ai premièrement examiné les cantharides; c'est le moyen que la médecine a en quelque sorte substitué à l'ancien usage du feu; mais de bonne heure, j'ai reconnu que les diverses préparations de ces insectes, loin de remplir mon but, devaient être employées avec plus de réserve qu'on ne le fait aujourd'hui. Sous leurs différentes formes pharmaceutiques, elles ont tous les inconvéniens que Baglivi a si bien démontrés par de nombreuses expériences, et que Stoll a également reconnus et développés dans son traité de matière médicale. D'ailleurs, l'action de ces médicamens est trop lente, surtout dans les affections aiguës, où la maladie, faisant des progrès rapides, on ne saurait trop se hâter de réprimer sa violence. En second lieu, le trouble que l'absorption des cantharides porte dans la circulation, dans les fonctions des nerfs et spécialement sur les voies urinaires, est un puissant motif d'exclusion dans beaucoup de circonstances.

Passant ensuite à l'examen d'autres substances, je remarquai que l'ammoniaque était employé avec avantage, soit à l'intérieur, soit à l'extérieur. Le degré de perfection auquel la Chimie moderne a porté la préparation de cette substance, contribua à m'enhardir, et des épreuves, toutes favorables, me donnèrent une confiance inespérée dans ce moyen. Le hasard même vint à mon secours. Je fus consulté, il y a environ sept ans, au troisième dispensaire de la société philantropique par une malade qui portait depuis plusieurs mois un engorgement douloureux des amygdales. Je lui conseillai de se frotter la région antérieure et supérieure du cou avec un liniment dont les proportions étaient de deux onces d'huile d'amandes douces et de deux gros d'alcali volatil. La malade oublia mes prescriptions verbales, ne lut pas celle que j'avais écrite, et avala par petites doses, tout le médicament. Elle revint me dire qu'elle était guérie, mais en se plaignant de ce que mon remède était désagréable à prendre : je communiquai aussitôt ce fait à M. le docteur Esparron, médecin ordinaire du même dispensaire qui, comme moi, fut étonné et charmé d'un effet dû à un secours dont ni lui, ni moi, n'aurions osé conseiller l'usage. Je mis à profit cet incident et je poursuivis mes expériences avec toute la réserve imaginable. Je sentis de plus en plus que j'aurais un remède utile dans beaucoup de maladies si je parvenais à donner à l'ammoniaque un mode d'action et une forme qui pussent me mettre à même de tirer le meilleur parti possible de l'action caustique et vivifiante de cet alcali, et, après bien des essais, je parvins à composer différentes formules qui présentent des avantages d'autant plus grands que l'exécution en est facile et à la disposition du médecin.

L'huile d'amandes douces forme avec l'hydrogène azoté une combinaison trop liquide, même quand il en est résulté, avec le temps, une espèce de savon; on ne peut donc pas l'appliquer avec facilité sur les différens points de la peau, ou plutôt, l'état liquide de ce liniment fait qu'on n'est pas le maître de borner son action à un point déterminé.

Prenant pour règle de pratique la sentence d'Hippocrate, ainsi conçue : de deux douleurs nées simultanément, mais sur des parties différentes, la plus forte obscurcit l'autre (1) :

(1) Δύω πόνων ἅμα γινομένων, μὴ κατὰ τὸν αὐτὸν τόπον, ὁ σφοδρότερος ἀμαυροῖ, τὸ ἕτερον.

D'après ce principe, si un organe interne est affecté d'une douleur ayant pour cause, soit une inflammation, soit une métastase arthritique ou névralgique, il sera facile de la diminuer ou de la faire disparaître en lui opposant une nouvelle douleur plus intense. C'est surtout dans les cas où la maladie est d'autant plus grave que les fonctions départies aux organes sont plus importantes et le tissu de ces organes plus délicat; c'est, dis-je, dans ces cas, que le remède ne saurait être administré avec trop de promptitude, ni avoir un effet trop rapide. Ainsi, dans une pneumonie caractérisée par une douleur vive dans un des points ou dans la totalité de la capacité thoracique, par une orthopnée intense avec toux et crachats teints de sang, lorsque la circulation est tellement gênée que le pouls est petit, déprimé, et que la saignée est d'une indication peu déterminée; dans cette occurrence, un vésicant actif appliqué immédiatement sur le point de la peau correspondant à l'endroit le plus sensiblement douloureux, en déplaçant ou en dissipant sur-le-champ la douleur, débarrasse l'organe affecté et rend ses fonctions plus faciles. Or, avec le liniment ci-après indiqué, il suffit d'un quart d'heure, ou tout au plus, d'une demi-heure, pour opérer ce bon effet. La maladie, il est vrai, n'est point encore guérie; seulement elle a perdu de sa force, et elle en est d'autant plus facile à traiter; combattue ensuite par la réunion des remèdes que nécessite sa nature, elle parcourt plus franchement ses périodes et se termine presque toujours heureusement. J'ai même vu des personnes chez lesquelles les symptômes de l'inflammation existant à un assez haut degré, la maladie, attaquée au début par le liniment vésicant, avortait en quelque sorte et semblait se réduire à la seule inflammation artificielle du derme. Souvent, malgré des atteintes antérieures reçues par le poumon, la maladie suit encore une marche bénigne et se termine du sixième au dixième ou onzième jour par l'emploi de ce remède.

Je puis en dire autant de l'inflammation de beaucoup d'autres tissus; comme les membranes muqueuses, les séreuses, le tissu fibreux etc. La même application produit les mêmes résultats. On peut faire un usage précieux de ce remède dans les différentes angines, notamment dans le croup.

La rapide action du liniment vésicant a un autre avantage facile à sentir, qui consiste en ce que le médecin, dans la même visite qu'il fait à son malade, peut ordonner l'application du remède et en connaître aussitôt les effets. Les phénomènes qu'il observe éclairent son diagnostic, et lui font connaître avec une grande précision, la veritable indication; c'est la marche que je suis constamment, et je ne saurais exprimer combien j'ai sujet de m'applaudir de l'avoir adoptée.

J'ai répété l'usage de ce topique dans les maladies chroniques. Je parviens souvent, par l'emploi rationnel de ce vésicant, à affaiblir ou même à dissiper la plupart de ces affections. J'ai vu plusieurs engorgemens douloureux de la matrice qui ont singulièrement diminué, d'autres qui ont guéri sous l'action de ce liniment.

Avant de me servir de ce remède, j'avais employé avec quelque avantage les vésicatoires préparés au moyen des cantharides; mais quelle différence dans les résultats! Dans les maladies aiguës où l'on ne cherche qu'à déplacer une inflammation développée sur un organe intérieur, avec les cantharides on obtiendra certainement une vésication utile; mais ce bon effet sera presque toujours contre-balancé par un autre plus ou moins funeste qui est bien reconnu de tous les médecins. Or, quel besoin a-t-on de l'absorption des cantharides et de ses fâcheuses conséquences? Si c'est le ventre qui est le siége de la maladie, quel désordre n'en résultera-t-il pas dans les viscères de cette cavité? n'est-ce pas ajouter une maladie à celle qui existe déjà? et si, antérieurement à l'état actuel du malade, il a déja existé des affections dans les voies urinaires ou dans l'utérus et ses dépendances, n'est-ce pas exposer le patient à des maux souvent plus cruels que ceux dont il a besoin d'être délivré?

Ces assertions ne sont pas, je crois, sans fondement; ma pratique me les confirme: j'ai vu des malades qui avaient une strangurie ou une irritation abdominale après un usage inconsidéré de topiques où il entrait des cantharides. Il n'est pas certain, d'ailleurs, que le camphre ait la faculté d'empêcher constamment l'absorption de ces coléoptères. L'action de cette huïle volatile concrète, est souvent nulle, ou dépend de la susceptibilité du malade. N'y a-t-il pas des personnes qui ne ressentent que très-difficilement les effets secondaires des cantharides? Ces exceptions dépendent de l'idiosyncrasie et ne doivent pas nous écarter des vues générales.

Je pourrais consigner ici des faits qui offrent un véritable intérêt, quoiqu'ils n'aient pas l'homme pour objet. J'ai fait appliquer le liniment volatil sur des chevaux qui portaient depuis long-temps aux articulations, des engorgemens désignés, par les hyppiatres, sous les noms de molettes, vessigons, capelets etc., et j'en ai obtenu la résolution sans qu'il en soit résulté d'autre inconvénient, dans certains cas, que la chute momentanée du poil.

Quoique je n'aie tiré d'aucune pharmacopée, ni reçu de personne, la formule que j'ai présentée, je n'ai pas la prétention de m'en donner pour inventeur. Les agens que j'emploie étaient connus isolément; il m'a suffi de les rapprocher et d'élever leur proportion à la mesure que prescrivaient les indications que je cherchais à remplir.

Les propositions qui précèdent m'ont amené aux conclusions suivantes.

De tous les agens de la nature, le feu est celui qui jouit, au plus haut degré, de facultés propres à rappeler la force vitale à son rhythme naturel et à dissiper différentes causes de maladie.

Le liniment vésicant jouit, après le feu, d'une action épispastique très-variée, utile dans un grand nombre de maladies, soit aiguës, soit chroniques.

Mis en parallèle avec les cantharides, ce liniment l'emporte sur toutes les préparations de ces insectes, par la promptitude de son effet et par l'avantage inappréciable qu'il a sur elles, de n'occasionner aucune absorption fâcheuse.

Enfin, ces divers avantages une fois reconnus, il est vraisemblable qu'on limitera l'emploi des cantharides, réservant leur application aux seuls cas où il est nécessaire d'exciter le système nerveux, l'appareil circulatoire et les voies urinaires.

Le lecteur sera, sans doute, satisfait de trouver ici un exemple de guérison d'épilepsie, par l'adustion sincipitale, qui est dû à Scultet, médecin bavarois du dix-septième siècle. Extait de l'ouvage intitulé : *Johannis Sculteti physici ulmensis, olim felicissimi, armamentarium chirurgicum.* — Anno 1669.

Appendix observationum observatio xjjj.

De gravi epilepsia ferro ignito curata.

Epilepsia inter reliquos humani corporis affectus facile palmam obtinet, ut pote quæ non modo amicos, sed et saxea commovet corda, nam ex inopinata ejus accessione non duntaxat vulgus divini quid afflat, sed etiam a sapientiæ antistibus sacer dicitur morbus, quem, quo comprehendimus nimis, teste Tulpio viro consulari, eo admiraris magis, latet quippe plerumque ejus causa, et absconditi ordinis ratio defatigat etiam acutissima ingenia; cujus impetus in ægra nostra Catharina Johannis filia; adeo fuit efferus, ut non modo præstantissima galenorum respueret antidota, sed et decantatas chymicorum tincturas deluderet. Paradoxis eorum explosis ferro, monente Hippocrate, aggredimur curam anno 1665. Et cute transversim secta actuali cauterio suturarum coronalis et sagittalis concursum satis profunde inussimus dextra chirurgi, eadem ratione, ut in tabula depictum exhibetur, ichoroso quotidie per aliquot menses exstillante sero immunis etiam nunc ab epileptico vivit insultu; ulcere aliorum instar secundum artem curato, dum nulla recidivi circuitus formido subesset.

Pommade d'Ammoniaque.

L'observation m'a démontré, qu'en été, la température de l'atmosphère, étant à 15 degrés de Réaumur et au-dessus, la préparation de la pommade se fait très-bien à parties égales de suif de chandelle et d'Ammoniaque liquide. En hiver, cette composition ne serait point assez homogène; il convient d'y ajouter une proportion d'huile d'amandes douces, ou un autre corps gras liquide.

La température de l'air étant de cinq à six degrés au-dessous de zéro, jusqu'à huit au-dessus de zéro. (Thermomètre de Réaumur).

R. de suif de chandelle.	cinq gros.
D'huile d'amandes douces.	trois gros.
Faites liquéfier à une douce chaleur, dans un flacon à large ouverture; attendez que la température du vase se soit abaissée à 10 degrés de R., ajoutez d'ammoniaque liquide à 22°. . . .	une once.

Agitez jusqu'à ce que le mélange soit concret. — Bouchez hermétiquement et lutez; le mieux est d'employer un flacon bouché à l'émeri.

A 10 degrés et au-dessus.

R. de suif de chandelle. . . . six ou sept gros.
D'huile d'amandes douces. . . deux ou un gros.
Liquéfiez, attendez que le vase soit à la température de l'atmosphère, et ajoutez :
Ammoniaque liquide à 22°. . une once.

Faites comme ci-dessus.

On peut remplacer le suif de chandelle par le beurre de cacao ou la cire ; l'huile d'olive, l'axonge, le jaune d'œuf, etc. peuvent suppléer l'huile d'amandes douces.

Nota. Il est important que le médecin fasse employer la pommade ammoniacale sous ses yeux, afin qu'il en voie, lui-même, les effets, et qu'il les dirige suivant l'âge, le sexe, et le tempérament.

Il est évident que l'action de cette pommade sera plus prompte chez un enfant que chez un vieillard, sur une femme que sur un homme.

Les différences dans la densité, la mollesse de la peau en déterminent aussi dans l'intensité de l'action épispastique de la pommade et dans ses effets.

La force vitale qui anime plus ou moins les organes, fait varier aussi la puissance de ce remède. Ainsi, sur un membre paralysé, la dose et le temps propres à la vésication pourront tromper l'attente du médecin, et j'en ai vu des exemples; dans ce cas, il faut employer le moyen, à dose cautérisante; c'est-à-dire, renouveler le topique de quart d'heure en quart d'heure, jusqu'à ce qu'il ait produit l'effet désiré.

FIN.

TABLE

DES MATIÈRES.

FIN DE LA TABLE.

A PARIS, de l'Imprimerie d'A. CLO, rue Saint-Jacques, n°. 38.

www.ingramcontent.com/pod-product-compliance
Lightning Source LLC
LaVergne TN
LVHW012022220826
846092LV00001B/451
9782329751467